AF296675

ESSAI

THÉORIQUE ET PRATIQUE

DE

PNEUMATOLOGIE

HUMAINE.

STRASBOURG, IMPRIMERIE DE Mᵉ Vᵉ SILBERMANN, PLACE SAINT-THOMAS, N° 3.

ESSAI

THÉORIQUE ET PRATIQUE

DE

PNEUMATOLOGIE

HUMAINE,

OU

RECHERCHES

SUR LA NATURE, LES CAUSES ET LE TRAITEMENT DES FLATUOSITÉS ET
DE DIVERSES VÉSANIES, TELLES QUE L'EXTASE, LE SOMNAMBULISME,
LA MAGI-MANIE, ET AUTRES QUI ONT POUR PHÉNOMÈNE PRINCIPAL
L'INSENSIBILITÉ, ET QUI NE PEUVENT S'EXPLIQUER PAR LES SIMPLES
CONNAISSANCES DE L'ORGANISME,

DIVISÉ EN DEUX PARTIES;

PAR

F. E. FODERÉ,

PROFESSEUR DE MÉDECINE LÉGALE ET DES MALADIES ÉPIDÉMIQUES, A LA FACULTÉ
DE MÉDECINE DE STRASBOURG, MÉDECIN DU COLLÉGE ROYAL DE LA MÊME
VILLE, ET MEMBRE DE PLUSIEURS SOCIÉTÉS SAVANTES, NATIONALES ET
ÉTRANGÈRES.

Spiritus intus alit.
(VIRG., Æneid., lib. VI.)

A STRASBOURG,

CHEZ **L'AUTEUR**, PLACE D'ARMES, N° 46.
ET CHEZ **FÉVRIER**, LIBRAIRE, RUE DES HALLEBARDES, N° 23.
1829.

AVIS AU LECTEUR.

Il est informé que l'auteur de cet écrit vient d'en terminer un autre plus considérable, faisant suite à son *Essai sur la pauvreté des nations*, annoncé à la page 213, sous le titre de THÉRAPEUTIQUE SOCIALE, ou DU PRINCIPE VITAL DES SOCIÉTÉS HUMAINES, divisé en sept sections, dont voici le sommaire :

SECTION PREMIÈRE.

Des élémens *du principe vital des sociétés humaines en général*, instinct, passions, facultés de l'homme individuellement et en société; civilisation; gouvernemens; religion; perfectibilité; progrès des sociétés, leur état actuel; rapports de la médecine avec la société.

SECTION II.

De la population. Population approximative du globe; excès et défaut; bonne et mauvaise population; mariages; enfans trouvés; institutions qui nuisent à une bonne population, ou qui la favorisent.

SECTION III.

Education et instruction publique. Ce qui est proprement bonne éducation et ce qui ne l'est pas; instruction des masses; instruction des femmes; lois pénales dans leur rapport avec l'éducation des peuples; marque, peine de mort.

SECTION IV.

Du bien-être des peuples. Bien-être absolu et relatif;
peuples pauvres et qui sont contens; peuples riches et qui
sont mécontens; richesse de l'état et richesse du peuple;
dangers du paupérisme; de la mendicité et de ses causes;
distribution, d'après la raison, des moyens de production et
de bien-être.

SECTION V.

De l'industrie agricole et pastorale. Naissance et progrès
de l'agriculture; agriculture française; industrie pastorale;
préférence à donner à telles ou telles cultures, et au blé
en particulier; avantage et inconvéniens du morcellement
des propriétés; défrichemens, assolemens et améliorations;
utilité relative des innovations; causes et état de gêne des
cultivateurs de notre temps; législation agricole, et éducation du peuple des campagnes.

SECTION VI.

Du commerce et des spéculations industrielles. Naissance
et progrès du commerce; son esprit; commerce des anciens;
commerce des modernes; ses effets; les variations qu'il a
subies; l'industrie; sa naissance et ses progrès; son état
présent; son action physique et morale sur ceux qui en
dépendent; réglemens auxquels il conviendrait de soumettre
les industriels; législation désirable en faveur des ouvriers.

SECTION VII.

*Secours publics, bagnes, maisons de détention, colonies
libres et forcées.* Des secours publics et des encouragemens
à la vertu; secours à domicile, hôpitaux; maisons péni-
tencières; éducation et utilisation des enfans trouvés; législation désirable à leur sujet; police médicale et médecine
humaine; médecine vétérinaire; récapitulation et conclusion.

Cet ouvrage sera de 2 volumes in-8° d'environ 5oo pages chacun. L'intention de l'auteur serait de le faire imprimer sous ses yeux, par souscription, au prix de 1o fr. On souscrit aux mêmes endroits indiqués sur le titre du présent livre, et l'impression commencera dès qu'il y aura un nombre de souscripteurs suffisant pour en couvrir les frais.

AVANT-PROPOS.

Le sujet de ce petit ouvrage n'est que le développement complet de la pensée que j'ai manifestée, sur la nature de l'homme, dans tous les écrits que j'ai publiés depuis 1790; ou plutôt il n'est que le sommaire des observations sur les phénomènes de la vie, continuées depuis l'aurore de la médecine jusqu'à nos jours, d'après la belle remarque de Pascal : « que toute la suite des hommes pendant tant de siècles doit être considérée comme un même homme, qui subsiste toujours et qui apprend continuellement! » C'est là ce qui constitue la science, et surtout la médecine, qui est elle-même la science par excellence, laquelle ne consiste pas dans quelques misérables systèmes de détail, mais dans la réunion de toutes les connaissances les plus éloignées en apparence, les langues, la littérature l'histoire, l'histoire naturelle, la physique, les mathématiques, la géographie, la philosophie, la législation, etc., se prêtant un secours mutuel et ne formant entre elles qu'une unité. Tels sont les fondemens sur lesquels s'éleva l'édifice de l'art salutaire appelé *hippocratique,* du nom de ceux qui le cultivèrent les premiers, et qui surent rallier un empyrisme heureux aux lois du raisonnement, lesquelles, loin d'avoir souffert des découvertes des modernes, n'en ont acquis que plus d'autorité.

La double composition de l'être humain et ses dépendances réciproques, n'ont jamais été méconnues dans cette filière non interrompue d'observateurs éclairés, et d'aussi loin que j'en puis apercevoir les commencemens, j'y vois l'homme considéré sous un triple rapport : sous celui de ses *organes sensibles;* sous celui du *ressort qui les meut;* et sous celui d'*une intelligence* dont il n'est que l'enveloppe visible, et distinguée par des propriétés particulières ; nos maîtres d'alors ne croyaient pas, comme on l'a enseigné depuis, que les organes pussent penser. Telle fut d'abord la médecine unie à la philosophie, c'est-à-dire, à la connaissance des causes et à la morale, et marchant à la suite de cette inscription : *Nosce te ipsum!* Et tel est également le flambeau à la lueur duquel a été composé cet écrit, où je traite de maladies qui, quoique fort communes, ont été fort peu approfondies, sans doute parce qu'on ne pouvait s'en rendre raison par les moyens matériels qu'il est reçu, depuis plus d'un siècle, d'appeler seuls en témoignage. C'était donc rendre service au public que de s'attacher à ces maladies ; et en le ramenant sur des anciens erremens, je n'avais pas à craindre le reproche de novateur, d'autant plus que je ne fais qu'expliquer ce qui reste d'obscur en physiologie et en pathologie, sans créer de nouveaux mots et de nouvelles *pathogénèses,* qui ne font qu'embarrasser les commençans par de pénibles efforts de mémoire, au préjudice du jugement ; et sans assujétir pédantesquement la superstitieuse obéissance des malades à quelque nouveau régime hygiénique et pharmaceutique, souvent pire que le mal. Bref, je conserve, comme de juste, dans son intégrité, tout ce qui est bon et utile, et seulement je cherche à le lier en un tout, en généralisant mes idées.

L'on a dit que nos grandes écoles n'ont point de couleur (car je ne compte pas une certaine

secte à vues étroites, dont les partisans s'éclair-
cissent de plus en plus, et qui met toute la physiologie et la pathologie sur le même diapason),
ce qui fait que les élèves en sortent sans pouvoir
s'expliquer quelle est la doctrine qui y prévaut;
l'une d'elles est gratifiée par des journaux d'une
teinte purement organique, une seconde, d'une
teinte de métaphysique, tandis que la troisième
n'aurait aucune couleur décidée. Ce que j'ai pu
connaître de vrai, d'après les rapports que j'ai
eus avec les élèves des différentes écoles, c'est
qu'il n'y a que des individualités, même incons-
tantes et souvent très-opposées. Pour moi, je dé-
clare hautement professer le *vitalisme,* ou la
doctrine du principe vital, comme la plus vraie
et la plus sûre; et la même opinion est partagée,
dans cette faculté, par mon collègue, M. Lob-
stein, ainsi qu'il l'a énoncé dans le premier volume de son *Anatomie pathologique,* récemment
publié; et son sentiment, à cet égard, a d'autant
plus de poids, qu'il s'est occupé, pendant plus de
vingt ans, avec beaucoup de succès, comme la
chose est connue, d'anatomie et de physiologie.
C'est donc là la doctrine que je propose de rétablir, moyennant les explications que j'en donne-

rai; et si elle n'eût pas été remplacée par d'autres qui sont trop finies, l'on n'aurait pas encouru le reproche qu'adressent les gens du monde à notre profession, de n'être pas en état de rendre raison de plusieurs singularités de somnambulisme, d'extase, d'insensibilité, etc., redevenues communes, au siècle où nous écrivons.

Affligé depuis longues années de plusieurs indispositions, dont les flatuosités forment une partie, ce qui est commun à bien d'autres personnes, je n'avais d'abord l'intention que d'écrire sur cette maladie, en lui appliquant toutes les notions de la médecine et de la physique actuelles; mais j'y ai trouvé tant de liaison avec un grand nombre de vésanies, dont les récits occupent les loisirs des personnes des deux sexes et de tous les rangs, que je me suis vu entraîné à étendre mon travail. Par exemple, seulement au sujet du prétendu *magnétisme animal*, dont je rapporterai un des prodiges, à l'occasion d'une dame opérée d'un cancer au sein, sans s'en être aperçue; le prodige est encore poussé plus loin, dans une lettre insérée au *Journal des Débats*, du 22 juin 1829, où il est question de la fille de cette dame, en qui la disposition au *sommeil magnétique* serait héréditaire, « laquelle serait « partie du fond de sa province, avertie qu'elle « avait été durant ce sommeil, de l'opération « qu'on devait faire à sa mère, de la mort qui « en serait la suite, et des lésions que l'ouverture « du corps ferait observer ! » Or, chargé de l'enseignement de tout ce qui a rapport à la médecine publique, il était de mon devoir de revenir de nouveau sur ces maladies de l'esprit, qui sont autant de mon domaine que celles du corps.

Indépendamment des maladies auxquelles ce petit ouvrage est spécialement consacré, je fais entendre que la doctrine de mon *pneuma* est applicable à tous les phénomènes de la vie, ce qui offre aux critiques deux parties bien distinctes : or, je remarquerai d'avance que les deux pierres de touche principales de la bonté d'une théorie étant, que l'auteur qui la propose en soit bien convaincu lui-même, et qu'elle soit pleinement justifiée par l'exécution, il est impossible que je n'aie pas cette conviction, puisque mes preuves sont déduites de faits incontestables, que chacun de mes lecteurs pourra observer sur lui-même ; et quant à la pratique, je puis affirmer, sans crainte d'être contredit par ceux qui me connaissent, que, guidée par les principes contenus dans ce livre, pour le choix de l'action ou de l'expectation, elle a été constamment heureuse auprès des malades encore susceptibles de guérison, tant dans les hôpitaux civils et militaires, qui m'ont été confiés, que chez les particuliers, en même temps que les convalescences étaient toujours très-courtes; ce qui est l'unique but auquel doive aspirer toute doctrine médicale.

Strasbourg, le 5 septembre 1829.

INTRODUCTION

TENDANT A DÉMONTRER L'INSUFFISANCE DES DOCTRINES ANATOMIQUES ET PHYSIOLOGIQUES ACTUELLES ET LA NÉCESSITÉ DE L'ADMISSION D'UN PRINCIPE DE VIE AJOUTÉ AUX ORGANES.

MALGRÉ le mépris de la spéculation et les efforts faits de tout temps par le sensualisme pour lui faire préférer la philosophie expérimentale, la première n'a cessé d'avoir des partisans parmi les âmes élevées qui se sentaient portées irrésistiblement à ne pas se contenter des effets, mais à en rechercher les causes; et nous verrons à la seconde partie de ce petit ouvrage, que cette tendance est naturelle, puisqu'elle a été celle de tous les peuples : même cela est assez prouvé par l'origine des principaux chefs de la plupart des sectes philosophiques, qui gagnaient leur vie à fendre du bois et à puiser de l'eau pour les jardiniers, employant ce qui leur restait de temps, à enseigner des choses sublimes à une foule d'auditeurs de toutes les classes, avides de les entendre. Diogène-Laerce nous a conservé la vie de la plupart de ces personnages illustres, heureux de leur pauvreté matérielle, et de leurs richesses intellectuelles, principalement de ceux des deux écoles d'Élée et d'Ionie, qui fleurissaient sous les premiers Ptolomée, près de quatre siècles avant notre ère, et dont la réunion de quelques principes donna lieu à la doctrine que je vais mentionner plus spécialement. Parménide et Zénon d'Élée, jetèrent à Athènes les semences de cette philosophie qui fit ensuite tant d'honneur à Socrate et à Platon, comme ce dernier en convient dans son *Parménide*, mais qui se trouva mêlée des illusions des pythagoriciens. Platon assigna des âmes différentes aux différens départemens du corps humain, et interposa de son autorité entre Dieu et le monde une multitude immense de génies ou de demi-urges, chargés de gouverner l'univers; introduction d'autant plus déplorable et d'autant plus puissante, qu'elle était hors de toute démonstration, qui a eu et qui continue à avoir, comme je le démontrerai, les plus tristes conséquences [1].

---

[1] Cette population aérienne d'esprits et de fantômes, créée par l'imagination des plus anciens poètes et philosophes, a donné des habitans à la lune et aux autres planètes, où les âmes humaines pourraient bien aller s'établir après avoir quitté leurs corps sublunaires, et de nos jours cette hypothèse s'est même étendue jusqu'aux comètes, dont le nombre allant en augmentant par le passage de l'état nébuleux à un noyau solide, prépare sans cesse de nouvelles habitations. Ainsi, dans un *Essai sur les différentes périodes de l'existence des comètes*, par le docteur Fellowy, couronné dernièrement à Edimbourg, l'auteur suppose que leur habitation ne serait pas impossible, quelle que soit leur distance excentrique du soleil, qui les rend tantôt trop rapprochées, tantôt trop éloignées de

D'une autre part, un autre Zénon, dit le Stoïcien, mécontent du cynisme de son maître Crates, et des doctrines pythagoriciennes qui semblaient prendre le dessus, fonda avec beaucoup de bonheur la secte du portique, où le stoïcisme, dont il faut distinguer deux parties, la partie morale et la partie spéculative sur la nature des choses, deux points qui n'étaient jamais séparés chez les anciens sages. La partie morale, digne de notre respect et de notre reconnaissance, fut bientôt embrassée par tous les hommes qui honorèrent Rome et la Grèce, et eut été le plus beau présent fait au genre humain, si elle n'eût été surpassée encore par une morale plus sublime et plus réparatrice des maux de l'humanité. En ce qui concerne le second point, Zé-

---

cet astre; mais ce seraient des êtres qui ne sont pas organisés comme nous, n'ayant besoin ni de poumons, ni d'yeux et supérieurs aux habitans de la terre, assistant sans cesse à de sublimes et glorieuses explications des merveilles sans nombre de l'univers, etc. (Voy. *Bibliothèque universelle*, février 1829, pag. 89 et suiv.) On retrouve déjà de pareilles idées dans quelques livres sacrés des Indous, et leur admission, même par des hommes-uniquement livrés aux mathématiques appliquées, prouve bien la tendance naturelle de notre espèce à la spiritualité et à l'horreur du néant; mais, si d'une part, ce principe peut être rigoureusement démontré, nous devons, pour sa propre défense, et pour éviter l'abus qu'on en fait, nous abstenir des conséquences dont, dans l'existence actuelle, il sera toujours impossible de constater la réalité.

1*

non et ses successeurs, rejetant les théories fantastiques de l'école de Pythagore et de Platon, admirent un *pneuma* (esprit, feu, air ou vent, éther ou matière subtile), dénomination sous laquelle ils comprenaient l'âme du monde, âme, suivant eux, universellement répandue, en sorte que tout était contenu dans un seul et même esprit, qui enveloppait tous les êtres sans aucune interruption. Chrysippe, Démocrite, Protagoras, Athénée, Magnus, Archigène, Hérodote le Lydien, Épicure, Posilonius, Agathinus, etc., partagèrent ces opinions, et Héraclite d'Éphèse, pressentant par son génie ce qui serait démontré plusieurs siècles plus tard par des faits, enseignait que, dans les êtres organisés, il y avait un mouvement continuel d'évaporation et de concentration ou d'absorbtion [1].

La médecine marchait alors à la suite des opinions diverses dites philosophiques, suivant le goût de chaque penseur, et nous pouvons dire que tous ceux que nous venons de nommer, étaient médecins, en même-temps que philosophes et législateurs. Les Asclépiades eux-mêmes, ainsi que Thémison, ne paraissent pas avoir été étrangers à la secte des pneumaticiens, de même que plusieurs autres qui ne nous sont connus que par ce qu'en dit Galien, dans son *Traité de la différence du pouls*, et par Cœlius Aurelianus. Les médecins de cette secte n'ont pas cru devoir recourir à d'autres principes, pour se rendre raison de la vie, de la santé et de la ma-

---

[1] *Vid. Aristotel. de cœlo, lib. III.*

ladie : « Si, disent-ils, le *pneuma* n'est pas empêché de suivre sa ligne droite, il anime, il nourrit, il conserve la machine tout entière; s'il est trop comprimé, l'homme ne peut pas vivre long-temps; naîtront diverses maladies, s'il éprouve des altérations ou s'il rencontre des obstacles; enfin, l'homme succombera, si son esprit vital est totalement empêché de circuler [1]. »

ORIBASE et Ætius ne nous ont pas moins conservé plusieurs fragmens de médecins pneumaticiens, dont les ouvrages sont perdus, surtout en traitant des ventouses et de la méthode métasyncritique [2]. L'on ne saurait disconvenir que le rôle que faisaient remplir les stoïciens à l'air atmosphérique, comme âme universelle, n'eût un peu plus de fondement que les nombres de Pythagore et les êtres fantastiques des Platoniciens, puisqu'enfin il est bien connu que nous ne pouvons pas vivre sans air : cette doctrine pourtant ne présentait encore que du vague, et ses auteurs eussent été bien en peine de dire quel vice et quel dérangement l'esprit ou l'air pouvait éprouver! Mais, si elle ne fût alors qu'une hypothèse hasardée, l'observation put la revêtir, depuis plus de deux mille ans qu'elle a été conçue, d'une apparence de certitude, puisqu'on a vu successivement que l'air est indispensable à la respiration, à la sanguification, à la digestion, à la nutrition, aux sécrétions diverses, au sen-

---

[1] *Vide in medic. principes, Edit. Halleri, præfat. Wiggani in Aretæo cappadocii.*

[2] **Voy.** Leclerc, *Histoire de la médecine,* deuxième partie, et Freind, *Histor. medic.,* pag. 139.

timent et au mouvement, et qu'après avoir été source
de vie, il peut être source de maladie et de mort, par
les molécules septiques dont il peut se charger : que bien
plus, l'on s'est assuré à mesure des progrès des connaissances positives, qu'en dernière analyse, tous les élémens des corps organisés peuvent se réduire en fluides
élastiques; quelle nouvelle lumière les médecins pneumaticiens n'en eussent-ils pas reçu, et quelle nouvelle
extension n'eussent-ils pas donné à leur doctrine, s'ils
eussent vécu jusqu'à nos jours ? Certes, dirons-nous
aussi, sans l'étude des organes, cette doctrine n'eut pas
moins été insuffisante que la contemplation de la vapeur
d'eau qui fait mouvoir nos admirables pompes à feu,
isolée de tout l'appareil de ces pompes; mais de même
que cet appareil, considéré seul à son tour, est un corps
sans âme, de même aussi les faits dont nous venons de
parler, relativement à l'air qui nous entoure, les compositions et les décompositions spontanées ou produites
par l'art, ne méritent pas moins que les organes de fixer
notre attention, non point pour appliquer les doctrines
chimiques à l'explication des phénomènes de la vie,
mais pour profiter, dans l'étude de la zoologie, de ce
que nous observons dans tous les corps indistinctement,
et à quoi nous participons par une règle invariable.

Avouons-le pourtant; quoique nourri dans ma jeunesse
de l'étude des anciens, comme c'était d'usage dans les
bonnes Universités, les considérations que je viens de
présenter n'eussent pas suffi pour que je m'occupasse
ex-professo de ce que j'appelle *pneumatologie humaine :*
accoutumé, comme le sont les médecins en général, à

ne regarder comme base des sciences médicales que ce qui est soumis aux yeux, aux doigts, au tranchant du scalpel et à l'action d'autres instrumens; j'avais même regardé comme simple production de trop de crédulité un mémoire manuscrit qu'on nous lut, il y a environ vingt-cinq ans, à la société de médecine de Marseille, sur plusieurs maladies rares, produites par les vents, trouvé parmi les papiers du secrétaire de cette compagnie, feu le docteur Vidal, médecin éclairé et fort répandu dans les dernières années de sa vie, dans cette grande ville, où les maladies hystériques et hypochondriaques sont très-communes. J'avais, dis-je, moi-même fait assez peu de cas de ce genre d'affections, qu'on est souvent porté à traiter de maladie imaginaire, lorsque j'ai été puni de mon dédain par des souffrances personnelles, qui ont forcément éveillé mon attention. J'ai commencé, en effet, depuis plus de dix ans, à être affligé, tant par ma constitution propre, que par l'application aux études auxquelles je me suis livré toute ma vie, et par l'humidité du climat que j'habite maintenant, à être affligé, dis-je, de diverses infirmités, dont les vents ou flatuosités sont tantôt la cause et tantôt l'effet; et j'ai en outre été appelé à donner mes soins ou mes conseils à un grand nombre de personnes des deux sexes, tourmentées du même mal, masqué sous toutes les formes, et portant le trouble dans les fonctions vitales, naturelles et animales. Outre les gaz des voies digestives, les dissections en ont présenté quelquefois, soit à moi-même, soit aux autres, dans des vaisseaux sanguins et des cavités, qui portaient à se demander par où ils y étaient entrés ; des morts subites ont eu lieu à la suite de ce genre d'expansion, et il a été naturel d'agiter la question, si ces gaz avaient pénétré du dehors, ou s'ils n'avaient fait que se dégager dans les cavités où on les rencontrait : enfin, dans ce siècle, où l'on ne croit qu'à bonne enseigne et d'après des expériences sur les animaux vivans, que je relaterai, il ne manquera pas de moyen d'établir la différence entre les résultats de causes diamétralement opposées. Voilà donc assez de matériaux pour servir à me rendre compte de mes propres sensations, et pour en ordonner successivement un cadre théorique et pratique dans lequel, après avoir jeté un coup-d'œil sur les opinions des anciens et des modernes, relativement à l'air, aux vents ou flatuosités du corps humain, et aux maladies qui en proviennent, et avoir d'abord considéré les gaz des intestins, et recherché s'ils sont la cause ou l'effet des dérangemens de santé qui les accompagnent, je passe aux gaz qui se sont montrés dans les vaisseaux sanguins et lymphatiques et dans nos différens organes, après avoir occasioné les plus graves accidens ; et j'examine s'ils viennent du dedans ou du dehors. Mes vues, à cet égard, ne se sont pas bornées à la spéculation, mais étant moi-même un des sujets de mon travail, j'ai dû étudier ce qui me faisait du bien et ce qui me faisait du mal, et l'appliquer aux autres malades : telle est la partie pratique de mon premier mémoire, consacrée à la thérapeutique, d'après la diversité des tempéramens : j'y démontrerai entre autres, que les médicamens dits *carminatifs* ne sont pas plus absous que tel autre remède, et que si l'on veut que du moins ils ne nuisent pas, le médecin doit avoir égard à l'état physiologique de son malade. Je n'ai trouvé nulle part, que ce sujet, quoique très-commun, ait été traité avec l'attention convenable : même ce que j'en dis est encore très-insuffisant; mais je pourrai commencer à porter quelque adoucissement aux maux de ceux qui, comme moi, sont affligés de ces infirmités qu'on croit souvent plus graves qu'elles ne le sont communément, si on ne les irrite pas par une mauvaise médecine; maladies que des ignorans ou gens à système ont souvent prises pour des *gastro-entérites* chroniques, ou tout au moins pour des ulcères du cœcum et du colon, se conduisant en conséquence, craintes pourtant que le seul bon sens devrait servir à dissiper, puisqu'outre que la vie se continue assez long-temps, nonobstant la douleur et l'altération de la santé qui résultent de ces affections, l'on y observe heureusement d'assez longues intermittences, exemptes de tout état morbide, ce qui n'a pas lieu avec les maladies réellement organiques [1].

---

[1] Au flambeau lumineux de l'anatomie pathologique, vient de s'élever une nouvelle maladie, qui dispute le terrain à la gastro-entérite : c'est la *dothé* ou *dothinenterie*, dont M. Bretonneau, médecin de Tours, a fait depuis peu la découverte; dont le siége, suivant lui, est entièrement dans les glandes de Peyer et de Brunner, qu'on rencontre dans le *jejunum*, l'iléom et les gros intestins, et qui veulent bien être seuls malades, comme pouvait l'être séparément, il y a quelques années, chacun des neuf tissus qui composent les organes de l'arrière-bouche ; maladie qui, suivant M. Trousseau, serait

Déjà l'on s'est aperçu que mon sujet est loin de tracer simplement un nouvel auxiliaire du spagyrisme, et que ma pneumatologie n'a rien de commun avec la médecine par l'inspiration des gaz, imaginée sur la fin du dernier siècle, et les deux premières années de celui-ci par Bédoès et Rollo en Angleterre, et en France par Burdin [1], pour la guérison de la phthisie pulmonaire, et

aussi commune que la variole, la rougeole et la scarlatine, et dont peu de personnes arriveraient à leur terme sans en avoir éprouvé les atteintes; dont il y aurait eu récemment une épidémie aux environs de Château-du-Loir et à Vendôme, observée contradictoirement par MM. Gasc et Rochoux, gastro-entéritiens, et par MM. Bretonneau et Gendron, *dothientéritiens*, et observée dans les salles de l'Hôtel-Dieu de Paris, par MM. Petit et Serres, comme *fièvre entéro-mésentérique*, (autrefois carreau, puis rhumatisme mésentérique de Strack, de Mayence. Voyez la séance du 28 avril 1829 de l'Académie royale de médecine, dans la *Gazette de santé* du 5 mai suivant.) Or, voilà une autre lésion que de simples flatuosités pourront également simuler, c'est-à-dire, qu'un vent un peu tenace dans une cellule du colon donnera lieu à la douleur et au spasme, que dans leur enthousiasme pour les nouvelles découvertes, des médecins prendront maintenant pour une *dothinenterie*, d'autant plus qu'il faut, assure-t-on, un traitement spécifique au nouveau mal, consistant dans les purgatifs, le vin d'absinthe, et en général, dans les toniques et stimulans; méthode bien opposée à celle qui convient aux inflammations, dans laquelle persistent les adversaires du nouveau venu.

[1] Voyez, dans le tome X du recueil périodique de la société

qu'il a fallu bientôt abandonner, comme on abandonnera l'inspiration du gaz chlore proposée contre la même maladie dans le printemps de 1829. Mes vues embrassent un plus vaste horizon, auquel, si je ne suis pas trop hardi, se rattachent non seulement l'idée de la vie en général, mais encore le mystère des admirables propriétés de l'être humain. En effet, comme il arrive toujours quand on réfléchit sur un point encore peu connu, les analogues viennent en foule; et vraiment, tandis que je m'occupais de mes maux, les considérations précédentes et les phénomènes que j'avais observés dans les hôpitaux des aliénés, chez les hallucinés, les hypochondriaques, les mélancoliques, les ennuyés de la vie, et chez tant d'individus mécontens qui expriment en beaux vers leurs idées tristes et noires; ces phénomènes, dis-je, se sont présentés l'un après l'autre à ma pensée; même ceux-ci, à leur tour, m'ont rappelé les anciennes histoires des thaumaturges de bonne foi, des sorciers et des magiciens qui se laissaient brûler, persuadés que leur démon familier viendrait à leur secours; puis les exemples plus récens des convulsionnaires du cimetière de Saint-Médard, dont les souffrances volontaires et incroyables (si ces extravagances, devenues comme épidémiques, n'avaient pas eu tant de témoins), dont l'absence, disons-nous, de tout signe de douleur au milieu de souffrances inouies, atteste que l'homme peut se retourner comme

____

de médecine de Paris, *Réflexions et Observations sur la médecine pneumatique, et sur les principaux moyens de traiter les affections chroniques de la poitrine,* par J. B. Burdin.

un gant et rappeler toute la vie à l'intérieur. Or, en méditant sur ces singularités si frappantes, qui pourtant n'appartiennent qu'à l'homme seul parmi tous les êtres vivans, je leur ai trouvé une liaison quelconque avec les sujets du premier mémoire que je venais de terminer, et j'ai poursuivi mes recherches sur les causes et le mode de ces anomalies, entraîné, je l'avoue, par le désir insatiable que nous avons eu de tout temps de savoir ce que nous sommes, d'où nous venons et où nous allons, désir qu'il est bien naturel de satisfaire, après que l'on a épuisé tous les genres de connaissances.

Mais, qu'est-ce que la vie? qu'est-ce qu'une vie qui peut passer tout entière de l'extérieur à l'intérieur, et réciproquement, ou être uniformément répandue partout dans l'état normal? En outre, qu'est-ce que cette vie a de plus spécial dans l'homme que dans les autres êtres vivans? Nous ne saurions résoudre ces deux questions par la zootomie, car nous ne connaissons la vie que par ses actes; et en vérité, lorsque nous mettons à découvert immédiatement après qu'elle a cessé, comme je le fais toutes les années dans la partie toxicologique de mon cours de médecine légale, les divers organes qui constituent l'appareil nerveux, nous n'y voyons rien de vivant; les seules oreillettes du cœur et les bandes musculaires des intestins continuent encore à se mouvoir, quoique certes la vie d'ailleurs ait entièrement cessé. L'on peut à loisir attribuer des propriétés diverses aux plans antérieurs et postérieurs des nerfs de l'épine, aux plexus et aux ganglions, aux divers compartimens de l'encéphale; certes, les expériences prouvent que la ligature des nerfs où leur section arrête la vie des organes où ils se distribuent, mais nous ignorons complètement comment les nerfs influent sur eux, et s'ils sont partout nécessaires; toutefois, ce ne sont que des fils et des corps toujours immobiles, et la vie est un mouvement continuel, un flux et reflux, toujours mandant et recevant d'un pôle à l'autre de l'être organisé : c'est donc l'aiguille de la montre qui marche et qui s'arrête, ce sont les rouages qui tournent ou qui cessent de tourner sans aucun effort de leur part; le principe de leur mouvement est dans le ressort caché dans le barrilet. De même, les nerfs ne sont-ils que des corps qui obéissent à un ressort quelconque qu'il n'est pas indigne du médecin de chercher à découvrir ! Ce ressort est-il différent dans les diverses classes d'animaux ? L'on a fait, de temps immémorial, des efforts inouis pour trouver cette différence dans la diversité de leur structure. La grande pensée conçue par Aristote de comparer l'organisation des animaux, poursuivie par les membres de l'ancienne Académie des sciences, Serrein, Daubenton, Vicq-d'Azir, etc., et de nos jours, par MM. Duméril, Geoffroy Saint-Hilaire, Georges et Frédéric Cuvier, J. L. Meckel, etc. , l'anatomie comparée, disons-nous, ne nous a amené, il faut en convenir, qu'à la découverte de l'unité de composition dans l'organisation de toute l'échelle animale, sans nous éclairer sur la cause véritable de cette grande diversité d'instincts et de penchans, et surtout sur la cause de notre prééminence : des protubérances, des bandelettes demi-circulaires, des corps olivaires, et autres choses semblables, ne sauraient pas plus indiquer la raison des distinctions réelles, entre les espèces, que les rubans n'indiquent le mérite réel, des divers membres du corps social.

L'ouverture du corps des individus atteints de manie périodique, à laquelle j'ai eu quelquefois occasion de me livrer, et les occasions plus fréquentes qu'en ont eu plusieurs médecins occupés plus spécialement de cette singulière maladie, tels que MM. Esquirol et Georget, ne nous ont rien appris de sa cause; et vraiment, quand on voit des sujets maniaques pendant trente à quarante ans, jouissant, pendant leurs intervalles lucides, d'une bonne santé; et surtout, quand on se rappelle ce Charles VI, qui, pendant trente ans et plus de règne, fut constamment plus sage, plus humain et plus judicieux durant les courts intervalles de sa raison, qu'avant qu'éclatât sa folie, peut-on faire dépendre la manie d'une cause fixe et organique? Mais les ablations même de divers organes cérébraux et de ceux qu'on a assignés à l'exercice de certains sens n'a pas justifié l'usage auquel on avait cru jusqu'ici, qu'ils étaient destinés; la vie n'en a pas été suspendue comme on l'avait pensé, et il en est résulté des dérangemens différens de ceux auxquels on s'attendait : ainsi, lisons-nous dans les rapports faits à l'Académie des sciences de Paris, à diverses reprises, depuis 1824, jusqu'au 5 septembre 1828, sur les expériences du grand vivi-secteur, M. Flourens, qu'il est résulté des expériences de ce savant, que l'enlèvement de la voûte des hémisphères cérébraux a supprimé dans l'animal l'impression des objets extérieurs et toute manifestation de volonté, sans altérer ses fonctions végéta-

tives ; que celui du cervelet lui a ôté la faculté seulement de régulariser ses mouvemens et de garder l'équilibre ; que la destruction des canaux demi-circulaires de
l'oreille, opérée chez des oiseaux, au lieu de détruire le
sens de l'ouïe, comme l'opérateur s'y était attendu, n'a
produit, au contraire, qu'un mouvement fort extraordinaire de culbute et de rotation : des pigeons, et successivement des lapins, opérés et ensuite nourris avec soin,
reprenaient chacun ce mouvement, sitôt qu'ils voulaient
changer de place ; du reste, ils entendaient et voyaient,
ils mangeaient et buvaient, et toutes les autres fonctions
avaient lieu, comme à l'ordinaire : frappés de ces con-
trastes si opposés aux idées reçues, dont ils avaient été
tant de fois témoins, les commissaires de l'Académie,
MM. Portal, Duménil et Cuvier, ce dernier rapporteur,
sont forcés de convenir « que l'usage spécial des parties
» si nombreuses du cerveau est encore couvert de té-
» nèbres ; que tous les efforts des phrénologistes ne nous
» ont encore donné sur les facultés correspondantes des
» régions supérieures de l'encéphale que des assertions
» dont la certitude est encore mise en contestation par
» de très-bons esprits ; que, quant aux parties internes
» et inférieures, les unes sont à peine l'objet de quelque
» hypothèse timide, et sur les autres la physiologie est
» condamnée à un silence absolu ; que de l'aveu de tout
» le monde, la glande pituitaire, les protubérances ma-
» millaires, les éminences olivaires, sont pour les phy-
» siologistes comme si elles n'existaient pas ; que c'est
» aussi à des hypothèses bien légères et au silence que
» la physiologie est réduite, sur l'emploi spécial de la

» plupart des parties de l'oreille, etc. ! » et ils terminent leur intéressant rapport, fait dans la séance du 15 septembre 1828, en s'écriant : « Comment la destruction » de ces portions du labyrinthe auriculaire, comment la » section, l'irritation des branches du nerf acoustique » qui s'y distribue, produisent-elles un effet si puissant, » si général, sur l'ensemble du système nerveux muscu-» laire ? C'est une énigme de plus à ajouter à toutes celles » que nous propose la science de la vie, et il n'est que » trop vrai que chaque fois que l'on cherche à en devi-» ner, on en rencontre de nouvelles qui ne sont pas » moins obscures que la première [1] ! »

C'est pourtant déjà un pas de fait pour prouver que la connaissance des organes ne peut suffire pour expli-quer cette énigme de la vie, et que, quoiqu'il soit plus facile, lorsqu'on cherche à la deviner, d'avoir des preuves négatives que des preuves positives, de dire ce qui n'est pas que de trouver ce qui est, je suis pourtant porté à croire qu'en réunissant nos connaissances anatomiques aux opinions des anciens stoïciens, nous dirions sur la vie et ses fonctions quelque chose de moins absurde ; et, à cet égard, le lecteur connaîtra toute ma pensée aux troisième et sixième articles de la seconde partie de cet ouvrage, où j'essaierai de faire toucher au doigt la liai-son incontestable des opinions et des choses sans réalité apparente avec nos parties tangibles ; il y verra que j'ai cru ne pouvoir me passer d'admettre un principe vital,

---

[1] Lisez ce rapport en entier dans la *Revue encyclopédique*, septembre 1828, pag. 781 et suiv.

ressort caché de nos organes, et cette idée est partagée par tous les hommes de bonne foi; Sthaal, Bordeu et Barthez en étaient, comme on sait, les partisans, mais sans assez s'expliquer, et le premier avait confondu des choses très-distinctes; de nos jours, des savans, témoins de l'admirable puissance du fluide électro-magnétique, sont prêts à nous le présenter comme l'âme de tous les mouvemens des êtres vivans [1]; mais ce fluide, si c'en est un spécial, agit aussi bien sur les corps morts que sur les corps vivans, sans pourtant rappeler les premiers à la vie, et M. Dutrochet lui-même a produit son *endosmose* et son *exosmose*, attribuées à l'action galvanique, autant dans des vaisseaux et des tubes inanimés que dans des corps animés, ce qui, par conséquent, ne présente rien d'exclusif, rien de vital par excellence. Il est certain, d'ailleurs, que le galvanisme ne rappellera jamais à la vie, ou du moins que très-rarement, un animal asphixié que l'on tiendrait soumis à son courant dans un gaz irrespirable, tandis qu'il sera ressuscité par l'admission de l'oxigène et de l'air pur; il était donc beaucoup plus conforme à la saine raison de soupçonner le principe de vie de nos organes dans une combinaison quelconque d'élémens primitifs, rendus fluides et élastiques par l'interposition de la matière de la chaleur.

---

[1] *Voy. Recherches anatomiques et physiologiques sur la structure intime des animaux et des végétaux, et sur leur mobilité, divisées en cinq sections avec un appendice et un tableau synoptique, par M. le docteur* Dutrochet; Paris, 1824.

L'introduction des théories électro-magnétiques dans l'application des fonctions animales a eu pour principaux appuis, après Galvani et Volta, MM. de Humbold et Aldini, puis MM. Cuvier et Rolando; ces savans ont considéré le fluide, non pas uniquement comme un courant universel qui agit dans son passage sur tous les êtres organiques et inorganiques, mais comme agent immédiat et particulier de l'innervation; successivement ensuite, M. Rolando en a cherché la source dans la contraction dont il suppose susceptible le cervelet, lequel, à raison de ses lames, agirait à la manière d'une pile de Volta; il n'a pas moins admis dans la sensation un mouvement moléculaire de la pulpe nerveuse; suivant Reil, cet agent ou tel autre dériverait d'un procédé chimico-vital, et supposerait à chaque changement de l'action nerveuse, un changement de forme et de composition des parties organiques, théorie qui se rapprocherait de celle que je propose, c'est-à-dire de la puissance que j'attribue au cerveau et aux nerfs de sécréter le principe de vie. Ni le mouvement moléculaire, ni celui de contraction n'ayant pu, en aucune manière, être démontrés dans ces organes mystérieux, et l'agent galvanique, examiné à tête reposée, ayant perdu beaucoup de son crédit comme agent vital, tandis qu'il a été étendu comme agent des phénomènes inorganiques, M. Magendie s'est cru autorisé à mettre en avant une autre hypothèse dans un écrit intitulé : *Mémoire physiologique sur le cerveau*, lu dans la séance publique de l'Académie des sciences de Paris, le 15 juin 1828. Eh! qui n'a pas le droit de proposer de nouvelles idées dans des choses aussi obscures, et

qui n'a pas également celui de les critiquer? Le nouvel
agent de M. Magendie, qui influerait par son contact sur
les fonctions du système nerveux, serait un liquide qu'il
a nommé *céphalo-rachidien* ou *céphalo-spinal*, « qui
» existerait constamment autour du cerveau et de la
» moëlle épinière, aussi bien pendant la vie qu'après
» la mort, aussi bien pendant l'état de santé que pen-
» dant la maladie, de la quantité d'environ trois onces
» chez un adulte bien portant, plus grande chez les
» femmes que chez les hommes, et quelquefois s'élevant
» à celle de six à sept onces chez les vieillards. Il aurait
» découvert une ouverture de deux à trois lignes de dia-
» mètre, cachée entièrement par un lobe du cervelet,
» et formant une véritable entrée des cavités du cerveau,
» communiquant les unes avec les autres, remplies de
» son nouveau liquide, lequel n'y serait point en repos,
» mais éprouverait une agitation continuelle, une sorte
» de flux et de reflux, qui a lieu sous l'influence de la
» respiration. » Par une insigne opposition à cette mobilité, l'auteur prétend que son liquide « forme autour du
» cerveau et de la moëlle épinière une couche diverse-
» ment épaisse, suivant les points, de deux lignes au cer-
» veau, de quatre à cinq au cou, et *de plus d'un pouce*
» aux lombes, et que cette quantité augmenterait pour
» remplir l'espace qui existe entre le cerveau et sa boîte
» osseuse, quand, suivant l'auteur, ce viscère s'amaigrit
» dans les maladies, comme le reste du corps, ou par
» toute autre diminution. » Par une autre contradiction,
après nous avoir appris « qu'ayant tiré par la ponction à
» la nuque tout le liquide *céphalo-rachidien* d'un renard

» très-farouche et qui cherchait à mordre, l'animal devint
» calme et traitable, et presque sans mouvement ; l'au-
» teur assure plus bas que l'énergie vitale et le dévelop-
» pement des facultés de l'esprit sont en raison inverse
» de la quantité de ce fluide. »

La glande pinéale joue aussi un rôle dans cette hypothèse de notre auteur. On sait que cette glande est un
corps de la grosseur d'un pois, de la forme d'une pomme
de pin, de couleur grise, d'une consistance molle, mé-
dullaire et vasculaire, soutenu à sa partie antérieure
par la commissure postérieure du cerveau, au bord de
l'aqueduc de Sylvius, qui conduit au quatrième ventricule, et en arrière par les tubercules *quadri-jumeaux*,
tenant aux couches des nerfs optiques et à la partie latérale et antérieure du troisième ventricule, par deux
cordons médullaires. L'on ne sait pas moins que Descartes en avait fait le siége de l'intelligence, à laquelle
Bacon avait donné pour habitation les ventricules latéraux, opinions dont le temps a depuis long-temps fait
justice. Mais voilà que M. Magendie veut à son tour donner une nouvelle importance à ce corps oublié, en éta-
blissant « une valvule ou un tampon destiné à ouvrir et à
» fermer l'aqueduc du cerveau (*de Sylvius*), de manière
» à modifier le mouvement du liquide *céphalo-rachidien*. »
Cette fonction est d'autant plus gratuite que la glande
pinéale est fixément attachée aux parties voisines, qu'elle
manque chez plusieurs animaux, et qu'elle a été souvent le siége de diverses lésions morbides [1], et que moi-

---

[1] Voy. Haller, *Elementa physiolog. cerebrum et nervi.*

même j'y ai rencontré quelquefois des concrétions cal-
caires. Elle a sans doute son utilité, mais qui nous est
autant inconnue que celle de tous les autres corps dont
l'ensemble constitue l'encéphale.

Il est douteux, du reste, qu'une semblable hypothèse
réclame jamais une réfutation sérieuse, d'autant plus
qu'il est bien connu que les enveloppes de tous nos viscères laissent exhaler une vapeur lubréfiante qui ne se
concrète que par un état maladif ou par les changemens
physiques que la mort produit dans nos organes, et
qu'ainsi il ne saurait y avoir d'autre liquide *céphalo-
rachidien* que celui-là, obtenu après la mort; encore,
dans les travaux auxquels je me suis livré sur le cerveau,
consignés dans le deuxième volume de mon *Essai de
physiologie positive*, ai-je noté, en disséquant des cerveaux très-fermes, après avoir rencontré dans les ventricules latéraux une grande quantité de cette sérosité,
qu'elle ne s'écoulait de nulle part, les choses restant
en place, et que, pour la faire écouler par la queue de
la moëlle alongée, il fallait détacher celle-ci du trou
occipital; qu'ainsi ce n'est point là un liquide mobile,
comme on le voudrait; donc, j'ai cru devoir rapporter
toutes ces opinions pour démontrer que de toute part on
n'a pu s'empêcher de convenir qu'il y a, pour la sensation, un mouvement quelconque et successif dans la substance nerveuse en action, et que, comme les phénomènes
de l'innervation ne sont pas sensibles dans les nerfs, il
s'ensuit à ce qu'ils sont le fait d'un fluide nerveux, soit
grossier et visible, ce qui n'est pas probable, soit invisible et incoërcible, ce qui est le plus vraisemblable; or,

la comparaison qu'on en a faite avec l'éther, la lumière, le fluide électro-magnétique, etc., ne satisfaisant pas à toutes les exigences, de là le principe que je leur substitue, et que je crois plus applicable à tous les cas.

Du reste, comme je m'en suis déjà expliqué, de même que dans les opérations ordinaires de la chimie, nous faisons abstraction des principes principians, pour n'opérer que sur les combinaisons ternaires, quaternaires, etc.; de même aussi l'admission d'un principe vital, tel que je le conçois, n'empêche pas que nous nous occupions spécialement des organes dans l'état sain et dans l'état malade; bien au contraire, cette admission rend plus facile l'intelligence d'un grand nombre de phénomènes inexplicables, si l'on n'a devant soi qu'une table rase, fixe et immobile, dont j'avoue que je suis étonné que tant d'habiles gens aient pu se contenter.

Les deux mots d'*excitation* et d'*irritation* ont été employés de tous les temps pour exprimer, le premier, un surcroit de vie ou de forces vitales, accompagné d'un sentiment de bien-être; le second, un état de mal-aise, de poids, de tiraillement, et ce qui peut surprendre, c'est qu'on ait fait de l'irritation la cause de toutes les maladies, et que cette cause ait été acceptée : mais l'irritation n'est qu'un mot qui désigne un effet dont l'origine est cachée; c'est un automate que le peuple admire sans s'inquiéter du principe de ses mouvemens; car, membranes, nerfs, vaisseaux, tout cela n'est pas plus actif intrinséquement que la matière de l'automate, sans le soufle qui les anime. Admettez ce soufle; et l'afflux du sang dans les vaisseaux capillaires, ou son reflux successif exécutés avec une promptitude extrême, dans les passions, animera nos chairs d'un vif incarnat, ou les fera pâlir des ombres de la mort; voilà l'excitation : un degré plus haut fixera cette rougeur et produira le sentiment de la douleur, ou *l'irritation* [1] : mais qui pourra concevoir ces phénomènes, sans le concours et le mou-

---

[1] J'emploie ici le mot *irritation* dans le sens médical qu'on a coutume de lui donner, c'est-à-dire, comme phénomène qui précède et qui détermine l'inflammation; mais, pris dans son véritable sens, tant au physique qu'au moral, comme dérivant du mot grec *éréthisme*, il a une toute autre étendue, et ce qui irrite n'enflamme pas toujours. Ce mot exprime le sentiment de crispation, de mal-aise, d'inquiétude, de sécheresse que nous éprouvons au moral, quand nous sommes contrariés, et au physique, lorsqu'une cause pathogénique vient apporter quelque changement dans notre état de santé. Qu'un homme délicat ou valétudinaire, qui, sous une température et un vent favorables, jouit d'un état de bien-être, se trouve tout-à-coup exposé à un changement de temps, il se sentira lourd, il deviendra inquiet et morose sans raison, bref, il sera *irrité*, comme je l'ai souvent éprouvé moi-même; y aurait-il là de l'inflammation, et les saignées rendraient-elles à cet homme son premier bien-être? Cet exemple, le plus simple de tous, doit s'appliquer à une infinité de circonstances, où il y a irritation sans inflammation subséquente, et où, pour le dire en passant, une tasse de bon café fait plus de bien que tout le régime anti-phlogistique du monde, ce qui s'explique très-bien par la théorie de cet écrit, il montre aussi qu'il faut s'entendre sur les mots, et ne pas leur donner une acception trop exclusive.

vement accéléré d'un fluide élastique mêlé au sang? Ce concours une fois admis, vous en concevez mille autres : cet *impetum faciens* d'Hippocrate dont il est impossible, dans plusieurs cas, de nier l'existence, et qui donne lieu aux transports, aux métastases, aux crises; la révulsion et la dérivation, dont les crises elles-mêmes font partie par l'augmentation d'action d'un ou de plusieurs organes; l'action sympathique du canal digestif, du foie, de l'utérus, etc., sur l'encéphale, le cœur, les poumons, etc., et de ces parties supérieures sur les inférieures, dont on a même été obligé de rendre raison par la supposition d'irradiations; la chaleur extrême qui se développe dans certaines fièvres et qui échauffe immédiatement les corps les plus froids; le froid extrême, au contraire, occasioné spontanément dans d'autres cas, au milieu de la température la plus chaude, à la suite du spasme ou du resserrement de tous les tissus; l'activité, aux plus faibles doses de certains poisons végétaux et animaux décomposables dans leur contact avec l'économie animale, produisant la roideur et le gonflement, souvent la réduction en putrilage de la muqueuse de l'estomac; des morts subites arrivées à l'occasion d'un son, d'une vue, qui inspirent de l'horreur; et des restaurations non moins inopinées par des vues et des sons agréables, par un air de musique, des odeurs, des saveurs, un grain d'opium; enfin, mille autres choses semblables qui échappent au tact et aux instrumens, démontrent suffisamment la nécessité d'une substance qui porte en soi, ce qu'il y a de plus fluide et de plus élastique, de plus compressible et de plus expansif, dont nos nerfs, nos muscles, nos

vaisseaux ne sont que les agens; et, comme j'ai vu tant
de fois avec douleur, les sujets attaqués de phthisie pulmonaire, être les personnes les plus vives, les plus aimables et les plus spirituelles, et que la poitrine est l'organe qui a les rapports les plus directs et les plus étendus
avec l'air atmosphérique, de là cet air ou quelqu'autre
chose de semblable m'a paru pouvoir contenir les véritables élémens de ce principe vital, qui, dans l'homme,
est l'intermédiaire entre les corps et l'intelligence, trop
actif dans les circonstances dont je parle, analogue au
gaz oxygène qui fait jeter aux corps qui brûlent une
flamme d'autant plus vive que leur combustion est plus
rapide.

Toutes ces considérations, dont l'ensemble est si nécessaire pour étudier la vie, n'ont probablement pas été
faites par l'auteur d'un mémoire intitulé : *Remarques
pour servir à l'histoire de la circulation du sang*, inséré dans le *Journal complémentaire* [1], lorsqu'il remet
en problême tous les moteurs reconnus jusqu'ici de cette
circulation, et qu'il les remplace par les phénomènes
électro-magnétique : M. le docteur Bonorden (c'est le
nom de cet auteur), non-seulement refuse au cœur une
force suffisante pour déterminer le cours du sang dans
le système tout entier, mais encore il s'oppose à ce qu'on
invoque pour l'aider, la puissance des artères et les forces inhérentes du sang même : suivant lui, l'irritabilité
musculaire des artères peut être contestée, et leur con-

---

[1] Tome 32, page 209 et suiv.

traction ne ferait que mettre un obstacle à la circulation du sang, attendu que, de quelque point qu'on la suppose partie, et quelque rithme qu'on lui accorde, elle devrait nécessairement arrêter le mouvement du sang, dirigé du cœur vers les parties. A la place de cette force, ce mouvement serait déterminé dans les vaisseaux capillaires et dans les veines « par l'attraction que chaque » organe ou partie d'organe exerce sur le sang, ou par » le *courant-vital* existant dans les corps organisés [1], » courant qui ne se rattache nullement au système ner- » veux, mais qui tient au conflit des organes avec le » sang; de même que la poudre de lycopode est attirée » par le courant électrique, et repoussée par lui dans » des directions déterminées, de même aussi le sang » l'est par le courant vital des organes. C'est par ce » courant que le principe morbifique est chassé de l'é- » conomie dans une direction déterminée, et que par » la voie du sang, les médicamens se portent de préfé- » rence sur certains organes avec lesquels ils ont le plus » d'affinité; c'est par lui qu'ont lieu les hémorrhagies par » cause interne, et même la menstruation; c'est l'attrac- » tion du sang par les organes, qui dure encore pendant » quelque temps après la cessation des contractions du » cœur, qui est la cause de la vacuité des artères et de la » réplétion des veines après la mort; enfin, c'est en vertu » des mêmes lois électriques, qu'après que l'organe a at- » tiré les substances nécessaires à sa nutrition, et à d'autres

---

[1] Ce mot est pris dans le même sens que les physiciens attachent à ceux de courans électriques et magnétiques.

» fonctions, le sang se trouve repoussé dans les veines,
» de la même manière que des morceaux de papier, après
» avoir été attirés par la verge électrique, sont ensuite re-
» poussés par elle; et le mouvement rétrograde du sang,
» dans les branches et les troncs des veines est déterminé
» par l'action aspirante du cœur droit, ainsi que par la
» pression atmosphérique. »

Mais les morceaux de papier attirés ou repoussés n'ont nullement changé de nature, et le sang veineux n'est plus le même que le sang artériel; ce dernier est rutilant ou d'un rouge écarlate, fluide et écumeux; le premier est d'un rouge noirâtre, plus dense, plus concressible, et rarement écumeux [1] ; ce n'est donc pas tout à fait le même sang, et il y a, par conséquent, plus que de l'attraction dans le passage du sang artériel à l'état de sang veineux. L'on pourrait dire, il est vrai, qu'il se passe, dans l'intervalle qui se trouve entre les deux ordres de vaisseaux, quelque chose d'analogue aux décompositions opérées par la rencontre des deux courans d'une pile voltaïque, d'où une des parties constitutives du sang

---

[1] Cette différence du sang artériel d'avec le sang veineux, avait déjà été fidèlement signalée par Arétée; voici comment il s'exprime : *Quoniam ater est sanguis, crassus et facile concrescens, qui à venâ mittitur: præterea minùs discriminis affert, celeriusque compescitur. Ab arteriâ flavus tenuisque prolabitur, haud ità cogitur, citius hominem perimit, et majori negotia supprimitur : nam arteriæ agitatio sanguinis fluorem movet, vulnusque frequenti concussione dehiscit, etc.* (*Aretæi capadoc. morb. acut., lib. II, cap. 8. haimoptoï.*)

artériel passerait d'un côté, tandis que le reste devien-
drait sang veineux; et dans cette supposition même, le
fluide électrique ne serait qu'un agent et non pas un
courant *vital* ou le principe vital : je refais tous les ans,
dans mon cours de toxicologie, lorsque je démontre
l'action immédiate des différens gaz sur le sang, du
sang artériel avec du sang veineux, en soufflant dans ce
dernier du gaz oxygène, ou simplement de l'air atmosphérique; c'est-à-dire, que de noir qu'il était, je le rends
d'un beau rouge, écumeux, plus volumineux et plus léger : ce serait donc encore là le principe vivifiant, plutôt que le courant électrique, qui n'aurait, pour propriété, que d'en séparer ce principe. Mais indépendamment
de l'incompatibilité que j'ai signalée à prendre comme
principe de vie les courans électro-magnétiques, qui se
conduisent de même avec les corps morts, qu'avec les
corps vivans, l'introduction dans la médecine de cette
physiologie allemande qui, à la faveur de quelques vérités séduisantes, annulle tous les travaux antérieurs,
renverse en même-temps toutes les données de la séméio-
tique, du pronostic et de la thérapeutique, déduites des
faits observés; la connaissance du pouls, par exemple,
avec cette théorie de la circulation, devient une science
illusoire, et il n'y aurait plus de médecine pratique,
jusqu'à ce qu'on en reconstruisît une autre. Aucun
de ces dangers ne se présente dans la doctrine que je
propose; tout reste en place, et l'on conçoit, au contraire, qu'un fluide gazeux est très-propre à favoriser la
circulation et à donner l'explication des divers phénomènes vitaux.

Je borne là le précis de l'hypothèse autour de laquelle roule ce petit travail dont les faits qui le constituent ont eux-mêmes amené cette conception : et qu'on ne dise plus qu'on n'a pas besoin d'hypothèses, maxime triviale des esprits bornés ou paresseux, dont s'abusent même ceux qui la professent ! Il vient d'être démontré qu'il est nécessaire de donner une âme à ces peintures mattes, dessinées, j'en conviens avec vérité, mais qui manquent d'expression : or, après l'utilité que retire la théorie, d'une hypothèse raisonnable, comme point de départ, vient celle de la pratique. Il sera rendu évident dans ma première partie, que de celle que je propose, étant une fois bien conçue et bien établie, ressortira un emploi plus judicieux des émissions sanguines générales et locales; quant à la préférence à donner aux unes et aux autres, des vomitifs et des purgatifs, de la révulsion et de la dérivation, des calmans et des émolliens, des stimulans, des toniques et des astringens, enfin, des membres divers de la matière médicale, divisés dans un ordre physiologique. La même utilité théorique et pratique se fera voir dans la seconde partie, où je tâche d'indiquer les sources trop négligées de plusieurs douleurs morales, d'extravagances et de convulsions, qui troubleront encore long-temps l'ordre social. Les causes occasionelles des maladies mentales sont loin d'être effacées, et en parlant occasionellement des erreurs d'une antique nation, vivant isolée au milieu des autres, le lecteur verra bien que tout se lie, et que chaque siècle a conservé ses pharisiens et ses publicains; il est patent que les *jansénistes* et les *molinistes* sont encore en présence dans un certain monde, sinon par conviction, du moins par arrangement de parti; il est à ma connaissance certaine, que le peuple de plusieurs campagnes, est infecté d'un grand nombre de superstitions, telles que de croyances aux sortiléges, aux sorts jetés, à la devination par les cartes, aux revenans, etc., etc.; et il ne m'est pas moins connu d'autre part, que des astucieux sectaires d'un mysticisme séduisant, sont parvenus à détourner plusieurs de leurs disciples de la vie commune, et à leur faire quitter père et mère pour les suivre. Certes, si dans nos mœurs actuelles, la liberté des opinions doit être respectée, elle n'en est pas moins un couteau à deux tranchans dont il faut signaler le mauvais côté. Je m'en suis occupé d'après la marche progressive des études médicales, dont la fin et le but doit toujours être de prévenir et de guérir les maladies; mais je l'ai fait avec le plus de concision possible, puisque ce petit ouvrage ne devait être qu'un essai.

ESSAI

THÉORIQUE ET PRATIQUE

DE

PNEUMATOLOGIE

HUMAINE.

~~~~~~

PREMIÈRE PARTIE.

DES GAZ DU CORPS HUMAIN, DE LA CAUSE DE LEUR DÉGAGEMENT, ET
DES PHÉNOMÈNES MORBIDES QUI EN SONT LE RÉSULTAT.

———

ARTICLE PREMIER.

Ancienneté de la doctrine des gaz, de leurs rapports avec le règne organique, et des maladies qu'ils occasionent.

———

L'INFLUENCE des fluides élastiques sur les phénomènes de la vie, est loin d'être une découverte des modernes, et les anciens lui avaient même donné une plus grande extension, forcés sans doute par l'observation journalière des faits : il en résulte que la secte philosophique et mé-
~~~~~~

dicale des pneumaticiens remonte bien plus haut que Crysippe, Archigène, Athénée et Arétée, qu'on en regarde assez ordinairement comme les chefs ou les fondateurs. Si c'était le lieu d'en parler ici, je ferais voir des traces de cette secte dans ce qui nous reste de la doctrine de Pythagore, antérieur de plus d'un siècle à Hippocrate, et dans les écrits de ses disciples; et Pythagore lui-même avait tout appris des sages de l'Égypte. Il était reçu de la famille des Asclépiades, en possession du dépôt des connaissances médicales, bien long-temps avant les médecins et philosophes pneumaticiens, que j'ai nommés, qu'un esprit pénétrait tout le corps, que de l'harmonie de ses mouvemens résultait la santé; de leur désordre, la maladie, et les efforts critiques pour la guérison, de l'effervescence de cet esprit (*impetum faciens*). « L'homme, ainsi que tous les » animaux, en général, disait le prince de la médecine, » sont substantés de trois sources, savoir : des alimens » solides, de la boisson, et du souffle ou esprit, lequel, » considéré dans notre intérieur, se nomme vent, fla- » tuosité (*flatus*), et à l'entour de nous, conserve le » nom d'air. C'est par ce souffle, cet esprit, que tout » consent, tout conspire, et tout concourt ensemble » dans le corps vivant, *corps dans lequel tout est ouvert* » *et transpirable, du dedans en dehors et du dehors en* » *dedans* [1]. »

Plusieurs siècles après, les Asclépiades, descendans

---

[1] *Vid. Hippocrat. in libris de flatibus, de carnibus, de natura hominis, de natura pueri, de diœta.*

d'Esculape, un autre Asclépiade, natif de Bruce en Bithinie, qu'il ne faut pas confondre avec les premiers, vint à Rome, du vivant de Mithridate et de Cicéron, et y rétablit la médecine qu'Achagatus y avait fait décrier par la dureté de ses pratiques. Partisan des doctrines de Démocrite et d'Épicure, qui avaient prévalu dans toute l'Asie mineure et dans la Thrace, il enseignait (comme Descartes l'a répété long-temps après) que le principe de toutes choses était dû à des atomes grands et petits, toujours en mouvement, qui, par leur rencontre, formaient des corps nécessairement criblés d'un grand nombre de pores de toute grandeur, et ayant produit, par leur choc, des fragmens infiniment petits, qui donnèrent naissance à l'eau, à l'air et à l'esprit, qui passent et repassent sans cesse par ces pores dans les êtres vivans ; par où l'on voit que ce n'était là qu'une modification de la doctrine du *pncuma* des stoïciens. A l'effet de gagner la confiance d'un peuple devenu délicat et efféminé, Asclépiade, d'abord rhéteur, puis médecin, s'avisa de renverser les doctrines hippocratiques trop longues à apprendre, composa sa théorie médicale de deux propositions, savoir : « Que la santé dépend de la juste » proportion des pores avec les matières qu'ils doivent re-» cevoir et auxquelles ils doivent donner passage ; comme » les maladies viennent de la disproportion qui se ren-» contre entre ces mêmes pores et ces mêmes matières ; » et il réduisit, en apparence [1], toutes ses médications, à la

---

[1] En débarrassant l'art de guérir des longueurs de l'observation, Asclépiade et ses successeurs attirèrent à eux la foule

gestation ou gymnastique, aux frictions sèches ou humides et odorantes, et à des règles de régime alimentaire, surtout relativement à l'administration du vin ẹ de l'eau. Les opinions de ce novateur furent à la vérité modifiées, et la pathologie fut encore simplifiée par ses principaux disciples, les deux chefs de la secte dite *méthodique*, Thémison et Thessalus, qui réduisirent toutes

---

des malades, comme cela est arrivé dans tous les temps, ce qui ne veut pas dire qu'ils obtenaient de nombreuses guérisons ; car la multitude de sujets qui succombaient sous les méthodes d'Asclépiade donna lieu aux sarcasmes amers que Pline le jeune débita contre la médecine de son temps, et aux satires de Juvénal contre la même profession, ce qu'il a complètement exprimé dans ce vers :

Quot Themison ægros autumno occiderit uno !

Il ne faut pas croire non plus que ces novateurs n'employassent point de médicamens, et que leur manière de traiter fut aussi douce qu'ils voulaient le faire accroire pour s'attirer des malades ; car, comme le remarque le savant Leclerc, Asclépiade en employait beaucoup dans les maladies chroniques, surtout d'extérieurs ; et nous rappellerons nous-mêmes un très-bon remède de Cassius, l'un de ses disciples : l'abstinence complète que les méthodistes prolongeaient au-delà de toute expression, et les exercices violens auxquels ils soumettaient leurs malades attaqués de fièvre aiguë, n'avaient certainement rien du *jucundè* et du *tutò* qu'ils promettaient ; ainsi, quoique la théorie philosophique de laquelle ils partaient pût être vraie, l'application qu'ils en faisaient ne pouvait pas servir de règle.

les maladies au *flux* et au *resserrement*, et qui préten-
dirent, au rapport de Galien, que, pour guérir une maladie, il fallait seulement changer entièrement tout l'état des
pores de la partie malade; mais au fond, c'était toujours la
même théorie professée par les anciens philosophes, par
l'école de Gnide, et par Asclépiade, et la *métasyncrise*,
ainsi que les remèdes *métasyncritiques*, dont je parlerai
dans l'un des articles suivans, d'après Solanus et Cœlius
Aurélianus, qui ont perfectionné la méthode, prouvent
que les médecins des siècles d'Auguste, de Tibère et des
Césars leurs successeurs, croyaient toujours à ce passage
libre des corps les plus fluides, du dedans en dehors et du
dehors en dedans par les porosités; car ils prétendaient,
par la métasyncrise que Galien appelle *métaporo poiesis*,
produire, par un mouvement quelconque opéré par des
médicamens et un certain régime, un changement total
dans l'état des pores [1].

Il est inutile de s'appesantir davantage sur une opinion tellement universelle, qu'elle a, jusqu'à un certain
point, justifié la pensée gigantesque suivante mise en
vers par Virgile, laquelle est l'expression tout entière de
la secte dominante de son temps, et que, faute d'une
bonne traduction, je transcris dans son original, crainte
de l'affaiblir :

Principio cœlum ac terras, camposque liquentes,
Lucentemque globum Lunæ, Titaniaque astra,

---

[1] *Histoire de la médecine*, par Daniel Leclerc, deuxième
partie, liv. III et IV.

Spiritus intus alit; totamque infusa per artus
Mens agitat molem, et magno se corpore miscet.
Indè hominum pecudumque genus, vitæque volantùm,
Et quæ marmoreo fert monstra sub æquore pontus.
Igneus est ollis vigor, et cælestis origo
Seminibus, quantum non noxia corpora tardant.

Æneis, lib. vi, v. 742.

Pensée traduite dans notre petit monde par le *principe vital,* qui paraît n'avoir pas été distinct chez Hippocrate des deux principaux élémens admis par lui, l'*air* et le *feu,* mais qui, dans quelques sectes philosophiques, supposait un cinquième élément, l'esprit (*spiritus*) [1].

Quoiqu'il en soit, nos théories modernes ne diffèrent pas beaucoup de celles des anciens; nous y avons seulement ajouté par les découvertes successives faites sur les gaz. Les artères, dont le nom seul indique l'usage auquel leurs premiers inventeurs croyaient qu'elles étaient destinées, et l'aorte, considérée d'abord comme le principal réservoir de l'air qu'on y disait renfermé, ne tardèrent pas à être reconnues par Erasistrate, Hérophile,

---

[1] L'on pourrait soupçonner que le livre des *flatubus* n'appartient pas au veillard de *Cos*; mais nous trouvons les mêmes principes dans ses épidémies, dans le livre *de diœta acutorum,* etc.; tels étaient également les principes des plus anciens philosophes, de Platon, entr'autres qui, contemporain d'Hippocrate et son admirateur, admettait un cercle de souffle, air ou esprit, du dedans en dehors et du dehors en dedans, par l'inspiration et l'absorption, la transpiration et la perspiration. (Voyez ses dialogues *in Thimœo* et sa *Phœdre*).

et successivement par Galien, comme contenant du sang aussi bien que les veines, mais un sang plus rouge, plus vif, écumeux, c'est-à-dire, mêlé avec de l'air que le poumon avait reçu par la respiration : les modernes n'ont ajouté à ce point qu'une manière plus raisonnable de concevoir et d'expliquer cette fonction; mais de plus, outre les fluides élastiques, ambians et permanens dont les corps vivans sont pénétrés de tous les côtés, comme l'on s'était attaché à observer les diverses fermentations, les effervescences, les changemens des corps liquides et fluides en solides, et de ceux-ci en fluides élastiques, et que l'on avait vu qu'après la mort, un corps de cent livres par exemple, était réduit à une ou deux livres de matière palpable, et qu'il s'en était continuellement exhalé des vapeurs et des gaz; les modernes en ont tiré cette conclusion déduite des faits, *donc les corps organisés sont composés en plus grande partie de substances propres à être réduites en gaz, ou à reprendre la contexture aériforme.* Le propre des molécules gazeuses étant évidemment de tendre sans cesse à se repousser mutuellement, on a dû se demander quelle est la force qui les oblige à rester réunies durant la persistance du phénomène de la vie? L'on n'a pu se contenter de celle de l'attraction ou des affinités, qui régit les corps inorganiques, puisqu'alors il n'y aurait pas de raison de disgrégation, pour le seul fait de cessation de la vie; il n'a pas non plus échappé aux observateurs, qu'il suffit souvent d'une passion d'âme ou d'une substance vénéneuse imperceptible, pour opérer cette cessation, sans que l'anatomiste remarque aucune lésion de tissu, et il a fallu conclure, pour une *puissance*, un *principe de vie*, qui retient unies ensemble, pendant un temps donné, des substances aussi opposées et aussi fugaces, principe dont la soustraction les remet en liberté, et produit le changement appelé *mort*; dont la diminution d'énergie permet le dégagement partiel de ces substances et produit diverses maladies, le plus souvent précédées et accompagnées de perversion de tissus.

Nous ne saurions cependant laisser échapper, relativement à cette organisation, toute susceptible de fluidification, des êtres organisés, qu'elle diffère dans les deux règnes, quant à ses matériaux, et quant aux conséquences. Dans le règne animal, la disgrégation est ordinairement spontanée, tandis que dans les végétaux ligneux, elle n'a lieu que par une grande vétusté, ou par la combustion; dans les premiers s'observent grand nombre d'élémens incombustibles, tels que l'azote; dans les seconds, au contraire, absence de ceux-ci, mais beaucoup de carbone et d'hydrogène, très-combustibles, mais évidemment réunis ensemble par une puissante loi d'affinité, qui ne le cède qu'à l'action plus puissante encore du feu libre; d'où il résulte qu'il doit y avoir aussi une différence dans le principe qui maintient la vie des végétaux. Il n'est pas moins utile de remarquer, qu'outre les conditions nécessaires, pour qu'après la mort, la fermentation putride puisse s'opérer, telles qu'un certain degré de température et d'humidité, il est des corps (comme le tannin, quelques sels et quelques minéraux, ainsi que des liquides composés de principes qui conservent les bois) qui sont propres à empêcher la disgrégation

animale après la mort, et à transmettre, jusqu'à la pos-
térité la plus reculée, des cuirs et des peaux préparés,
des momies tout entières, etc.; en sorte que le génie
humain a pu quelquefois triompher de la nature, et appliquer heureusement sur le vivant ce qui lui a réussi
sur le mort; ce qui, loin d'être en opposition avec la théorie que nous admettons ici, est propre, au contraire, à
là confirmer, lorsque nous en faisons l'application, soit
aux maladies, soit aux moyens curatifs que nous leur
opposons.

Les plus ignorans savent aujourd'hui que tous les individus du règne végétal, plantes herbacées, ligneuses,
mousses, lichens, sont alimentés en majeure partie de
substances fluidiformes; dans tous, le microscope fait
voir des canaux, des vésicules, des globules transparens;
dans les animaux, ce genre d'alimentation a été moins
remarqué, c'est à cause de la nourriture solide que leur
différence de structure et leur faculté appréhensive leur
font sans cesse un besoin de préférer : mais cette nourriture, soit solide, soit liquide, n'en est pas moins composée, comme la précédente, de particules susceptibles de
se fluidifier; ils vivent au milieu de l'air, ils l'absorbent
sans cesse par leur surface tégumentaire, par les pores
des poumons et des voies digestives, par toutes les ou-
vertures par lesquelles leurs viscères communiquent avec
les corps extérieurs; de plus, leur tissu cellulaire, ca-
nevas fondamental de tous leurs organes, est un crible
par lequel il n'est aucune partie de l'animal qui ne com-
munique promptement avec toutes les autres parties.
C'est par là que j'entends d'abord comment les flatuo-

sités et les gaz, peuvent occasioner des maladies, et que je me suis rendu raison de celles que j'éprouve moi-même par cette cause. Ainsi, par exemple, après avoir été long-temps fatigué de flatuosités intestinales, si le vent chaud et humide du sud-ouest vient à souffler, j'éprouve des vertiges dont les premières atteintes étaient très-propres à m'alarmer : tout tourne autour de moi; quand je marche, le sol semble balancer sous mes pieds, comme lorsqu'on marche sur un plan très-élastique, au point que, dans les premières années, j'ai été dans le cas de demander si le lieu dans lequel nous étions avait été creusé : lorsque je me mets au lit, ce balancement est insupportable, surtout si je m'étends, ce qui m'oblige à avoir la tête très-relevée ; enfin, cet état disparaît complètement, soit par le sommeil, soit par une éruption de vents, soit par une abondante diarrhée ; et je me lève le matin, comme s'il ne s'était rien passé la veille. C'est à cet état pathologique que je me crois maintenant en droit d'attribuer les apoplexies nerveuses dont j'ai rapporté plusieurs exemples de paroxismes dans mon petit traité *De Apoplexia,* publié en 1808, et qui peuvent à la fin devenir funestes. Ces accumulations de vents ne peuvent pas moins, d'après ma propre expérience, produire, mais d'une manière mécanique, tantôt de fréquens besoins d'uriner, tantôt des rétentions ou des incontinences d'urines ; d'où j'ai pu ajouter une foi entière à l'accusation faite par plusieurs graves auteurs aux flatuosités, d'occasioner par différens modes, ou bien de simuler les plus terribles maladies, l'asthme, les palpitations et le serrement de cœur, la lypothimie, la pleurésie,

la néphrite, les embarras de la rate et du foie, la réten-
tion d'urine, la constipation, la gastralgie et l'entéralgie,
l'altération des sens de l'ouïe, de la vue et de l'odorat;
de donner lieu à des bruits et à des voix extraordinaires
dont le mécanisme se passe dans le colon, ainsi qu'aux
vésanies les plus bizarres; qu'indépendamment, dis-je,
de ces accidens avoués et les moins redoutés, l'on doit
encore à ces causes pathogéniques assez peu considérées
jusqu'ici, les maux les plus funestes et ordinairement
incurables, tels que l'apoplexie, la tympanite du cœur
et des gros vaisseaux, celle des voies urinaires et de l'u-
térus, de manière que des gaz peuvent être rendus avec
explosion par l'urêtre et par le vagin, comme j'en ai
observé des exemples : de produire la tympanite qui précède l'hydropisie essentielle et incurable, ou qui s'accom-
pagne de cette maladie, comme je l'ai aussi vu, et pour lors
sans aucun moyen de soulager le malade; et, dans les fièvres
aiguës, putrides et typhodes, ce méthéorisme opiniâtre
et persistant, l'un des plus mauvais signes, et où l'ouverture des cadavres fait voir que les gaz sont moins encore dans les intestins, que dans la cavité péritonéale, etc.
Ces accidens divers s'accompagnent d'un état morbide
particulier des membranes muqueuses qui y ont la plus
grande part, et qui annoncent cet état par des aphtes
qui les assiègent presque habituellement, et cela d'une
manière héréditaire, ainsi que je pourrai en donner des
preuves incontestables.

Ne semblent pas moins appartenir à la même cause
toutes les affections morbides, où se fait sentir un courant de vapeurs suivi ou accompagné de spasmes : parmi

ces affections il n'en est aucune comme la terrible maladie qui porte le nom de tétanos, à qui cette théorie soit
mieux applicable pour être comprise : des prodromes
souvent imperceptibles préparent la scène qui commence
par le départ d'un point déterminé quelconque, blessé
ou non, d'une vapeur qui se répand bientôt dans les
muscles du tronc, occasionnant un fourmillement pendant ce passage, et les soustrayant à tout empire de la
volonté. Le spasme ou la roideur tétanique ne se borne
pas aux muscles du tronc ou des extrémités, l'ouverture
de la bouche, le canal de la déglutition, l'orifice anal, le
sphincter de la vessie, etc., en sont quelquefois tellement
resserrés, qu'ils n'admettent pas le plus petit stylet; et,
après que la mort, qui est le terme le plus commun de
cette maladie, a mis fin à ces affreux tourmens, si vous en
recherchez la cause par l'autopsie cadavérique, vous ne
découvrez rien qui y ait le moindre rapport, à part quelques effets de spasmes; et c'est parmi tant d'observateurs,
ce dont n'a pas moins été forcé de convenir le laborieux
Tenka, après avoir recueilli plus de deux cents histoires
particulières de tétanos. D'une autre part aussi, il n'est
pas absolument rare qu'on guérisse de cette maladie de
la même manière qu'elle est venue, et ce, sans aucune
évacuation critique, si l'on en excepte la sueur : alors
le malade sent un fourmillement ou un prurit le long
de l'épine du dos, qu'il compare au flux d'un liquide
qui s'écoulerait du milieu des épaules jusqu'à l'os sacrum;
et il entre en convalescence baigné d'une sueur profuse;
d'une autre part encore, c'est aux remèdes qui ont la
propriété de résoudre le spasme, de rendre diffuses les

forces vitales, c'est au divin opium, employé à hautes doses par la bouche, en frictions, en lavemens; c'est aux bains tièdes prolongés, que nous devons le plus de guérisons de tétanos. Or, est-il sans probabilité que cette maladie puisse consister dans la cumulation vicieuse du fluide auquel appartient la puissance de provoquer la contractilité, et dont le malade lui-même a senti les courans comme dans l'*aura epileptica?* opinion avec laquelle aurait quelque analogie celle du docteur Stutz qui suppose l'abord d'une trop forte dose d'oxigène dans les muscles frappés du tétanos, mais qui en a fait une application pratique malheureuse, en détruisant les bons effets de l'opium et des bains par son addition de carbonates alcalins. A l'opposé des phénomènes du tétanos se présentent ceux de l'asphyxie, où les membres sont flasques et décolorés, incapables de toute contractilité : ne semble-t-il pas ici, qu'au lieu d'être accumulé, le principe du mouvement et du sentiment s'est comme dissipé, d'autant plus qu'on le fait renaître par l'exposition à l'air pur et frais, par des affusions d'eau froide, de rivière et de fontaine, par des frictions et par l'application de tous les excitans connus de la sensibilité, agissant en sens contraire de ce que nous avons à rechercher dans le tétanos. Du reste, si l'intervention des gaz agissant comme principes immédiats de la vie organique, n'est ici qu'entrevue, elle devient évidente dans la plupart de ces accès hystériques ou la matrice et les intestins se gonflent tout-à-coup prodigieusement, et qui ne se terminent que par des émissions venteuses long-temps prolongées par le haut et par le bas; dans l'asthme spasmodique, et dans cette terrible dispnœé produite par l'emphysème spontané de tous les organes de la respiration, se propageant du dedans au dehors, et terminant souvent les angoisses du malade par la suffocation. Que pouvons-nous déduire des réponses négatives de l'anatomie pathologique dans ces cas, comme dans tant d'autres, sinon qu'un principe mobile s'est enfui avec la vie? Du reste, je terminerai cette énumération des maux causés par les gaz, en faisant remarquer que l'on peut souvent prédire un paroxisme de névrose quelconque, par la mauvaise haleine inusitée de la personne qui va en être attaquée, et que certains individus d'une constitution asthénique, tant au physique qu'au moral, exhalent, presque habituellement par la bouche, des vapeurs d'une odeur très-ingrate, et par l'anus, du gaz hydrogène sulfuré, qui sort insensiblement et spontanément, sans même qu'ils s'en aperçoivent, ce qui rend leur voisinage très-incommode et fort dégoûtant, pour tous ceux à qui l'affection, le devoir ou la flatterie n'imposent pas l'obligation de rester auprès d'eux.

ARTICLE II.

*Des différentes sources des flatuosités; air atmosphé-
rique; gaz des alimens ou des voies digestives; mécanisme de leur développement.*

———

Nous allons maintenant commencer par examiner la
source la plus commune et la plus patente pour les gens
du monde comme pour les médecins, de la plupart des
flatuosités, savoir: d'abord, l'*air atmosphérique*; cet
air entre naturellement et à chaque instant dans notre
corps par la voie de la respiration, de la déglutition et de
l'absorption; en outre, les alimens et les boissons quelconques en contiennent toujours une assez grande quantité à l'état fixe ou d'agrégat; cet air ainsi combiné et introduit dans l'estomac et les intestins des personnes saines
et robustes, contribue puissamment à perfectionner le
chyle et à lui donner de la fluidité, à entretenir et à exciter
le mouvement péristaltique, et à vivifier la puissance
des vaisseaux absorbans; de là, la langueur des digestions dans le mauvais air, l'insalubrité des eaux privées
d'air, et celle des viandes fortement comprimées et dé-
pouillées de leur humidité, pour être réduites en un
petit volume dans les voyages de long cours; et l'appétit,
la force et la santé dont on jouit dans les conditions opposées; de là, la nécessité de l'air pur, non-seulement

pour la respiration, mais encore pour l'alimentation et
la nutrition, ingéré avec les alimens et les boissons dans
son état de fixité ou d'interposition. Mais cet air, que les
expériences pneumatiques nous font voir dans les corps
même où nous l'aurions le moins supposé, reprend-il,
par une diminution de pression ou une augmentation de
température, ou par tout autre cause, son état élastique habituel, les effets qu'il produit sont bien différens,
tant dans le tube alimentaire même que dans les vaisseaux lymphatiques et sanguins, où il a pénétré, digéré
avec le chyle : chaque molécule d'air changée alors en
bulle, et toutes ces bulles se réunissant comme des molécules de mercure éparses dans un vase plat, la pression qu'elles exercent, quelque infiniment petit que soit
leur poids, suffit pour produire une irritation morbide,
et pour empêcher l'exercice des principales fonctions.

Il est bien entendu que même, dans l'état de santé le
plus parfait, une portion de l'air contenu dans les alimens et les boissons s'échappe naturellement, dès que
ceux-ci sont soumis à la température et à l'action diges-
tive de l'estomac, emportant avec lui l'odeur de ces
alimens et de ces boissons, d'où l'on peut juger, chez les
personnes les mieux portantes, quelle a été la nature de
leur repas, ce qui est indépendant de toute fermentation et de toute effervescense, lesquels je ne puis considérer dans la digestion, que comme des phénomènes morbides, qui n'ont pas lieu dans des corps robustes et en
bonne santé. Mais cette exhalaison inévitable qui se fait
par l'orifice supérieur de l'estomac, pendant une heure
ou deux depuis l'alimentation, et à l'insu même de la

personne, cesse aussitôt que les alimens sont changés en chyle, et n'a rien de commun avec la sortie impétueuse et sonore des flatuosités, par la bouche et par le fondement, avec les borborismes et les coliques : ces accidens, lorsqu'ils se montrent, indiquent déjà un état maladif, un vice dans les viscères digestifs, et dans la digestion, lequel, s'il n'est pas encore parvenu au point de laisser les alimens livrés à la libre action de la puissance chimique (ainsi qu'il arrive quand les nerfs pneumo-gastriques ont été coupés ou liés), permet du moins à une portion de l'air ingéré de reprendre son élasticité, sans former partie intégrante du chyle absorbé, et fait présumer une perversion de la sensibilité et de la motilité intestinales, qui forme obstacle au libre passage de l'air dégagé, et occasionne des resserremens partiels, auxquels on a donné le nom de *spasmes*.

Personne ne saurait plus ignorer que l'œuvre de la descente des alimens, des boissons et des médicamens dans l'estomac et les intestins, ainsi que celle de leur séjour dans ces cavités pour la fin à laquelle ils sont destinés, que cette œuvre, disons-nous, est entièrement le fait d'un mouvement vital de la couche fibreuse intestinale, nommé *péristaltique*, ou de contraction successive, qui commence au pharynx, qui pousse le bol alimentaire et la boisson, et les retient alternativement. Outre que l'expérience a démontré que l'eau même ne pénètre pas dans les cadavres frais qui y sont plongés, le mouvement admirable dont je viens de parler a été observé, dès la plus haute antiquité, par ceux qui étudiaient l'anatomie sur les animaux vivans et morts, tels

que Démocrite, Hérophile, Érasistrate et Galien, lesquels l'enseignèrent dans leurs écrits, ce que nous
continuons à voir tous les jours, savoir : que les intestins persistent dans un mouvement très-sensible, plusieurs minutes après la mort réelle, ce dont Wepfer
s'est plu à donner un grand nombre d'exemples dans
son *Histoire de la ciguë aquatique.* De malheureux accidens de plaies pénétrantes du bas-ventre ou de hernies
ventrales nous donnent assez souvent l'occasion d'observer le mouvement permanent du tube intestinal de haut
en bas, et de bas en haut, sur les hommes vivans, de
manière à l'affirmer comme vérité positive en physiologie : ainsi, Vanhelmont, ayant soigné un enfant attaqué
d'une hernie ombilicale monstrueuse, qui permettait,
par la transparence de ses enveloppes, de voir le mouvement des intestins quand le malade était pris de violentes tranchées, nous en donne la description suivante :
« alors, dit-il, on voyait les intestins se mouvoir avec
» rapidité, se tordre, se resserrer et s'agrandir d'une
» manière convulsive; et quand l'orage avait cessé, qu'il
» avait été permis de donner quelque aliment, et que la
» matière digérée, colorée en jaune et liquide, était par-
» venue jusqu'à la portion intestinale soumise à l'obser-
» vation, on voyait les fibres transverses se contracter,
» resserrer le canal, comme s'il était entièrement fermé,
» et pousser en avant le contenu, ce qui se répétait suc-
» cessivement à mesure que la matière avançait, la por-
» tion vidée entrant ensuite en relâchement. Quant à l'air,
» il filait d'abord avec le liquide, mais il ne tardait pas
» à rebrousser chemin, à mesure que la portion suivante

» entrait à son tour en contraction, donnant ainsi lieu à
» de nouvelles tranchées [1]. »

Ces contractions successives, insensibles et non inter-
rompues constituent le mouvement normal, la vie intestinale, durant laquelle les extrémités nerveuses, arté-
rielles, veineuses, et les glandes diverses, secrètent,
excrètent, choisissent, animalisent les principes de la
nutrition, dont l'air fixé fait partie constituante : tout
cela se passe à notre insçu dans l'état de parfaite santé,
et il n'y a point de développement de gaz, ni de vents ;
mais dans l'état maladif, quel qu'il soit, de ces organes,
quand leur sensibilité et leur irritabilité sont altérées
ou perverties, il se fait à chaque digestion un dégagement d'air ou de gaz, séjournant dans des espèces de
chambres auxquelles se prête la structure des gros intestins, et qui, dans la colique venteuse, ont pu être
distendues au point de passer à l'état de gangrène,
comme nous en avons des exemples certains ; c'est-à-dire,
que dans l'altération des fonctions digestives les contractions ne se succèdent pas alternativement avec régularité
et promptitude, mais qu'elles persistent dans un ou plusieurs points déterminés, persistance qui constitue le
spasme, lequel, provoqué par les vents dégagés, en occasione à son tour la rétension et l'accumulation, avec
des bruits et des murmures qui se succèdent dans tout
l'arc du colon, simulant toutes sortes de maladies graves, ordinairement soulagées en un instant par l'expulsion

---

[1] *Helmontii opera in capit. de flatibus et de lithiasi.*

4

brusque des vents; c'est là l'un des principaux symptômes
de l'hypocondrie et de l'hystérie, s'accompagnant, tantôt d'une constipation opiniâtre, tantôt de la diarrhée,
et dans tous les temps, lors même que les spasmes sont
relâchés, donnant au corps de ces malades une atmosphère de gaz hydrogène sulfuré, émanée probablement
et à leur insu, de la bouche, de l'anus et de toute la
porosité cutanée, comme d'autres mauvaises odeurs
émanent pareillement de l'exhalation pulmonaire chez
des sujets qui ne s'en aperçoivent pas davantage.

Je n'ai parlé que de l'air contenu naturellement dans
les boissons et les alimens, et dégagé dans les digestions
imparfaites, air, qui, par son séjour dans le canal digestif, éprouve vraisemblablement des altérations; mais
il est encore d'autres sources d'expensions gazeuses:
telles sont les matières alimentaires propres à passer à
la fermentation vineuse ou acéteuse, appartenant aux
substances riches en corps muqueux et mucososucrés,
les fécules et les substances gélatineuses : le mouvement
intestin qui se passe dans ces alimens, dont ne s'aperçoivent pas les sujets robustes et bien constitués, est, au
contraire, chez les personnes débiles une occasion habituelle de coliques, de tuméfaction du bas-ventre, et
de borborismes très-incommodes, par le dégagement
d'une plus ou moins grande quantité de *gaz acide carbonique,* qui se continue même après la mort violente,
ainsi que je l'ai fait voir dans des cadavres exhumés judiciairement. Les personnes débiles, surtout lorsqu'elles
mènent une vie sédentaire, sont privées de pouvoir manger des choux, des épinards, des laitues, des pois, des

pommes de terre et autres choses semblables, sous peine,
lorsqu'elles n'ont pas le choix, de ne faire jamais que de
mauvaises digestions, de ne se préparer que des mauvais
sucs, et de prendre une constitution cacochyme, origine de toute sorte de maux, ce que ne peuvent pas
concevoir des sujets forts et robustes, qui n'ont jamais
rien éprouvé de semblable, et qui font leurs délices de
la nourriture la plus commune et la plus grossière. Il
est encore digne de remarque que les fécules, les pâtes
les plus fines et les légumes secs, réduits en poudre, et
qu'on ne soupçonnerait pas contenir des gaz, sont souvent des substances qui semblent en dégager le plus, en
sorte que l'idée qu'on se forme des chairs des jeunes animaux, des gelées de fécules, sagou, salep, etc., comme
alimens de facile digestion, et qui ne pèsent pas sur l'estomac, est le plus souvent une idée fausse, d'autant
plus que les gens du monde prennent l'estomac pour
une balance, et s'imaginent que ce qui est léger à la
main, l'est également au corps; ignorant que des peuples
et des animaux avalent des pierres, sans en souffrir, et
qu'il n'y a d'alimens légers, que ceux qui se digèrent
bien.

Ce qui étonne davantage, c'est la puissance qu'ont les
médicamens drastiques et les poisons caustiques et esca-
rotiques, tels que l'arsenic, le sublimé corrosif, le vert-
de-gris, etc., quoique ingérés en très-petite quantité, et
ne contenant aucun gaz, d'en produire cependant avec
promptitude d'énormes dégagemens : c'est ce que je vois
chaque année dans des expériences toxicologiques que je
fais sur des lapins, pour l'enseignement public : non-

4 *

seulement les intestins s'enflent aussitôt, mais encore l'intervalle entre ces organes et les enveloppes abdominales, ce qui se voit par la sortie des gaz, immédiatement après la première incision. Divers poisons septiques et pourissans, parmi lesquels le venin de plusieurs serpens occupe le premier rang, ne font pas moins gonfler le corps instantanément, ce qui se continue même après la mort [1]. Cet effet est commun, comme on ne l'ignore pas, aux fièvres putrides et malignes, qui donnent lieu au météorisme, à une certaine époque de la maladie, et les autopsies m'ont assez souvent fourni l'occasion de vérifier que cette expansion de fluides élastiques s'éten-

---

[1] Ce dégagement aériforme s'observe même dans l'empoisonnement par les champignons. A l'ouverture du corps d'une femme de Montauban, qui avait succombé à un accident de ce genre, le 14 juin 1828, outre un gonflement général, on reconnût, à l'intérieur du crâne, une injection sanguine des plus considérables du cerveau et du cervelet, produite par un sang noir, fluide et écumeux; du sang noir dans le ventricule droit du cœur, qui laissait échapper des bulles gazeuses; le foie, d'un volume très-considérable et facile à déchirer, laissant échapper, par tous les points divisés, une grande quantité de sang noir, fluide et écumeux; l'estomac contenant un gaz extrêmement fétide; les intestins météorisés dans toute leur étendue, et les tuniques muqueuse et musculeuse de ceux qui étaient encore en contact avec des champignons, paraissant séparées l'une de l'autre par un météorisme très-remarquable dont leur intervalle était le siége. (Voir cette observation dans tous ses détails, suivie d'un commentaire fort singulier, dans la *Gazette de santé* du 5 février 1829.)

dait bien au-delà des cavités du canal digestif. Or, ces phénomènes n'appartiennent pas à un air ou gaz, venu du dehors, mais bien à la remise en liberté des fluides aériformes déjà contenus dans l'organisme.

ARTICLE III.

Sécrétions gazeuses, disposition aux flatuosités, spasmes, hypocondrie et hystérie.

Il m'arrive très-souvent d'être tourmenté, en me mettant au lit, de grandes coliques avec ballonement qui se dissipent complétement à mesure que le sommeil vient, en sorte qu'en m'éveillant pendant la nuit, je suis tout surpris du bien-être dans lequel je me trouve et de l'état normal de mes viscères; mais tout-à-coup, de grand matin, je suis tiré de ce repos par des coliques qui me forcent de me lever pour uriner; car, dans ce temps, la vessie est très-comprimée et très-distendue par l'accélération prodigieuse de la sécrétion urinaire; or, me suis-je souvent dit, comme je n'ai encore rien ingéré à quoi je puisse attribuer ce développement de gaz, ainsi que les spasmes intestinaux qui les retiennent, il faut bien qu'ils soient l'effet d'une sécrétion morbide de la membrane muqueuse, et je ne saurais plus douter de cette sécrétion anormale, quand je considère que le catarrhe et les aphtes accompagnent cet état, et que l'humidité de l'atmosphère, que je puis pressentir dans mon lit, en est une cause occasionelle. Nous pouvons donc ajouter, je pense, aux fonctions non contestées de ces membranes, celle de secréter aussi des fluides élastiques, tant dans le canal digestif, que dans l'utérus et la vessie : fonction néanmoins morbide et provoquée souvent par des substances que nous croyons très-innocentes, comme le sucre, la fécule et la gélatine, et que ne provoquent pas les amers, les astringens, la fibrine et l'albumine, les chairs d'animaux adultes, non plus que le pain bien fermenté et bien cuit.

Ce qui prouve du reste que ce n'est pas uniquement au mécanisme du dégagement de l'air atmosphérique que sont dus les accidens des flatuosités, c'est que les gaz intestinaux et autres qui se montrent, quand la digestion est achevée, sont d'une nature particulière : MM. Chevreul et Magendie ayant examiné, peu de temps après la mort, les gaz contenus dans l'estomac et les intestins de quatre criminels suppliciés à Paris, ils obtinrent pour résulats, dans ceux de l'estomac, une assez grande proportion d'oxigène, du gaz acide carbonique, de l'hydrogène et de l'azote; moins d'oxigène, mais en plus grande quantité des autres gaz, dans les petits intestins; moins d'oxigène encore, allant en diminuant et disparaissant tout-à-fait dans le cæcum et les gros intestins; mais les autres gaz allant en augmentant de quantité, et se trouvant associés avec l'hydrogène carboné [1], et l'on peut y ajouter, dans le plus grand nombre de cas,

---

[1] *Annales de chimie et de physique*, page 291.

de l'hydrogène sulfuré, rendu sensible dans le vivant. Ces gaz n'ayant pu venir du dehors, il reste donc qu'ils aient été produits par une action intérieure, et certes, les approches du supplice ne pouvaient qu'opérer un état morbide dans les viscères abdominaux. Les naturalistes ne sauraient d'ailleurs ignorer qu'il est beaucoup de poissons, vivant à de grandes profondeurs, qui sont munis, dans l'intérieur de leur corps, d'une vessie remplie de gaz, qu'on suppose, avec assez peu de fondement, devoir leur servir à monter et à descendre dans l'eau, mais qui, la pression venant à diminuer, s'est dilatée prodigieusement, à mesure que l'animal s'est trouvé amené à la surface de l'eau, s'est crevée, et a occasioné sa mort. Ce gaz, examiné d'abord par Priestley, puis par Fourcroy, et plus récemment par M. Biot, s'est trouvé être de l'azote combiné avec plus ou moins d'oxigène, mais très-différent de l'air atmosphérique; et ce qu'il y a de remarquable, c'est que le gaz des vessies de ceux des poissons qui vivent près de la surface de la mer, des lacs ou des rivières, est celui qui contient le moins d'oxigène, et le plus d'azote, tandis que les proportions du premier sont les plus considérables dans le gaz des poissons pris à de grandes profondeurs. Il n'est pas moins remarquable qu'on n'a pas encore découvert dans ces vessies des traces sensibles de gaz hydrogène et d'acide carbonique, ce qui probablement eut eu lieu, si l'on eût examiné des vessies de poissons malades. Ajoutons que, d'après les expériences d'Ingenhouff, de Milly, de Cruishanck et de plusieurs autres physiciens, indépendamment des acides lactique, acétique, et d'une huile ani-

male particulière, l'humeur de la transpiration contien-
drait une assez grande quantité de gaz acide carbonique,
et qu'il s'en exhalerait surtout beaucoup du corps de
quelques malades plongés dans le bain [1]. D'où il résulte
évidemment qu'à toutes les autres sécrétions, il faut
ajouter celle des gaz, surtout dans l'état de maladie; et
il ne répugne pas en outre, qu'une fois secrétés et excrétés, il n'en filtre à travers les membranes, par une sorte
d'*exosmose*, pour me servir du langage de M. Dutrochet,
dans ses expériences sur la cause de l'ascension de la
sève dans les végétaux.

Voilà donc trois occasions principales de dégagement
et de développement de flatuosités dans le système digestif; *dégagement de l'air fixé dans les matières alimentaires et la boisson, par l'élévation de température; dégagement de gaz, des alimens fermentescibles, par le
fait même de cette fermentation; dégagement par sécrétion et excrétion des membranes muqueuses et peut-être
aussi séreuses.* Mais dans l'état de parfaite santé, ce dégagement n'a pas lieu; c'est donc la cause du phénomène, plutôt que le phénomène lui-même qu'il faut en-
visager, et cette cause, c'est la disposition au spasme,
laquelle permet le dégagement gazeux qui suscite ensuite
le spasme. La faiblesse originaire ou constitutionnelle (héréditaire, comme j'en suis un exemple moi-même), permet
non-seulement aux matières sucrées, mucilagineuses et
gélatineuses de laisser dégager les gaz dont elles sont com-

---

posées, durant l'acte de la digestion, mais elle est encore
une occasion pour que les alimens, pourvus de principes
âcres, et qui ne fermentent pas, donnent des coliques,
en produisant des spasmes et des tumeurs flatulentes
dont la matière aériforme ne paraît pas avoir préexisté
dans le canal digestif; et ces phénomènes ont d'autant
plus lieu, qu'il y avait plus de vide dans ce canal, et que
la bile qui reflue alors sert encore à les augmenter et à
les rendre plus incommodes. J'ai souvent remarqué sur
ma personne que, lorsque ma vessie était pleine, les vents
m'incommodaient moins, quoique mon ventre fût tendu,
parce qu'alors le paquet intestinal avait moins de liberté,
et que les coliques et les borborismes se manifestaient
sitôt que ma vessie était vidée; d'autres fois, les uns
et les autres se trouvant gonflés et se pressant réciproquement, je souffrais considérablement de cette occlu-
sion simultanée des voies intestinales et urinaires. De là,
me suis-je mis à étudier les effets de la constriction du
ventre, par des moyens mécaniques; et j'ai vu que quelquefois cette constriction prévenait les coliques, comme
d'autres fois, en empêchant les vents de se dégager librement dans les intestins, elle les refoule dans l'estomac qui en est distendu et violemment irrité. On voit
des exemples fréquens de l'un et de l'autre de ces effets
chez des femmes délicates, fortement serrées par des
corsets et des buscs ou plastrons, tandis qu'ordinairement elles vous assurent que cette compression les sou-
tient et qu'elles se trouvent mal quand elles n'y sont pas
soumises; bien des fois elles se plaignent d'étouffer, la
région épigastrique est tendue et tuméfiée, il faut les dé-

lacer, et elles ne sont soulagées que quand elles ont rendu par la bouche plusieurs bouffées de gaz.

Cette disposition aux flatuosités et au spasme dont les effets se font le plus fréquemment sentir dans les hypocondres, où l'arc-du-colon, constitue, à proprement parler, mais sous différens degrés, la maladie si commune appelée hypocondriaque, que plusieurs médecins ont décrite d'après ce qu'ils ont éprouvé sur eux-mêmes, et à laquelle on a bien gratuitement donné dans ces derniers temps les dénominations de *gastralgie* et d'*entéralgie*. Notre propre expérience nous oblige encore à diviser le mal hypocondriaque, en hypocondrie sans matière, et en hypocondrie avec matière, surtout pour le choix des moyens thérapeutiques les plus efficaces. La première est proprement une simple névrose, soit une susceptibilité extrême du système sensitif, en vertu de laquelle les fibres motrices sont très-sujettes au spasme et aux convulsions, maladie des hommes de lettres et des personnes sédentaires, souvent héréditaire, et fréquemment accompagnée de disposition aux affections catarrhales, aux aphtes, aux engorgemens glanduleux, et autres altérations des humeurs et des tissus blancs. La seconde, ou l'hypocondrie avec matière, a les mêmes élémens primitifs que celle-ci, mais les malades sont encore tourmentés, après qu'elle a duré quelques années, de glaires, de pituite, de phéthore des vaisseaux mésenthériques et hépatiques, mais surtout d'acides dans les premières voies; et on ne les soulage pas, sans le secours des absorbans et des évacuans, soit des humeurs gastro-intestinales, soit du sang : terrible maladie qui

m'a fourni quatre fois l'occasion , dans les régions mé-
ridionales , d'observer l'atrabile des anciens , *melæna* des
modernes, niée par les médecins du Nord, probablement parce qu'elle est plus rare dans leur pays , accompagnée tantôt de constipation, tantôt de diarrhée , dont
les paroxismes se renouvellent communément au commencement et à la fin du jour, éveillant les malades
d'une manière très-douloureuse, et les privant de la
douce réparation des forces, que l'on obtient par le sommeil, les rendant de véritables baromètres et hygromè-
tres ambulans, au point de produire dans les jours humides et nébuleux, une tristesse telle que de les rendre
indifférens à la perte ou à la conservation de la vie. Nous
pouvons rapporter l'hystérie aux mêmes causes, quoique
son nom indique tout autre chose; mais nous ne pous-
serons pas plus loin ces considérations, notre but n'étant
ici que de démontrer que ce n'est pas aux vents et à leur
sortie qu'il faut s'attacher dans ces maladies, mais aux
causes organiques vitales, qui en permettent ou en provoquent le dégagement.

ARTICLE IV.

Gaz dégagés spontanément dans les gros vaisseaux, et injections d'air artificielles, pour comparaison.

———

Je n'ai considéré jusqu'ici que les voies digestives ; nous allons passer maintenant à des phénomènes plus graves, desquels s'en est suivie la mort, et dont le rappel donnera, de quelques accidens surprenans arrivés de nos jours, une explication plus satisfaisante que celle des auteurs qui les ont rapportés, c'est-à-dire, qu'il va s'agir de la présence de fluides aériformes dans les organes de la circulation. Silvius rapporte, dans la partie de ses œuvres consacrée à la médecine pratique, avoir trouvé, en disséquant un corps, dans un hôpital de Flandres, après une grande explosion de gaz, qui se fit au premier coup de scalpel donné aux tégumens du bas-ventre, et qui continua, l'aorte et le ventricule gauche du cœur énormément dis-tendus par le même fluide, et ce dernier deux fois plus volumineux que le ventricule droit. Pecklin, Valisniéri, Ruisch, Valsalva, Verdier, etc., ont rapporté depuis long-temps des exemples d'air trouvé dans le cerveau, qui avait occasioné l'apoplexie; dans le cœur, d'où l'on avait eu l'explication des langueurs, des lipothimies fré-quentes, des palpitations, etc., dont les malades avaient été tourmentés avant leur mort. Dans ses *Opuscules de médecine pratique*, Haller a soutenu que les vents filtrent à travers les membranes et se répandent dans la cavité du péritoine, rapportant, à l'appui de cette assertion, des expériences mécaniques qu'il avait faites sur les animaux. Dehaen, après avoir parlé de cas où l'on avait trouvé de l'air dans les vaisseaux, au lieu de sang, rapporte des observations de tympanite, à la suite de calculs biliaires et de la jaunisse, qu'il attribue à un état cacochime du corps, et je puis affirmer avoir traité plusieurs sujets de cette classe, tombés dans l'hydropisie ascite essentielle, où l'amas d'eau avait été annoncé de longue-main par la tympanite.

Morgagni, dans ses recherches sur le même sujet, nous a transmis l'histoire d'un nègre, âgé de trente ans, mort à Venise, en 1708 : cet homme, qui était assez gras, avait paru se bien porter, à l'exception qu'il éprouvait habituellement des langueurs et des faiblesses d'estomac, auxquelles il remédiait en prenant quelques alimens, lorsqu'il mourut subitement d'apoplexie, en déjeûnant avec ses amis. Morgagni ayant ouvert son corps, remarqua principalement une grande fluidité dans le sang, qui se maintenait encore douze heures après la mort, et les vaisseaux artériels et veineux du cerveau, distendus par une grande quantité d'air qui les rendait transparens. Dans une autre histoire, l'auteur nous parle d'un pêcheur âgé de quarante-un ans, attaqué d'une hernie et tourmenté par les vents, lequel, ayant été pris dans son bateau d'une colique violente, y mourut subitement. A l'autopsie du cadavre, on découvrit ce qui suit : la veine gastro-épiploïque de la grosseur de l'index, et distendue par de l'air ; l'estomac et les intestins trèsgonflés et rouges intérieurement ; l'artère pulmonaire pleine d'air ; du sang spumeux dans les carotides et les autres vaisseaux du cerveau dont même les plus petits étaient très-dilatés ; la cavité du névrilemme de la colonne de l'épine très-évasée, indiquant qu'elle avait été dilatée par de l'air ; tous les viscères de l'abdomen dans un état cacochime ; calculs biliaires, et développement de gaz dans tout le corps, à mesure qu'on disséquait, ce qui obligea de hâter l'opération [1]. Lieutaud n'a pas moins recueilli et consigné, dans ses œuvres de médecine pratique et d'anatomie pathologique, des exemples d'air dans les vaisseaux, de distensions énormes de l'estomac et des intestins, jusqu'à produire des ruptures, soulevant le diaphragme, et étant la principale cause de la gène de la respiration et de l'asthme. Cet auteur, abondant dans le sens de Paracelse, Sylvius, Willis, Ettmuller et autres, qui admettaient une lymphe acide, agaçant les nerfs intercostaux, et étant, par son effervescence avec les alcalis, l'unique cause des vents, des spasmes, des douleurs et des convulsions, des hypocondriaques et des hystériques ; Lieutaud, disons-nous, affirmait avoir trouvé dans les intestins une pituite abondante, mélangée avec beaucoup de vents [2].

Cette théorie était loin de suffire pour expliquer la présence d'un fluide libre et élastique trouvé par les ana-

---

[1] *Margagni de sed. et caus. morb. Epist. V, XVII, XXIII et XXX.*

[2] *Sinops univers. praxis med.*, tome I, sect. 4, tome II, *de flatuum genesi.*

tomistes dans les vaisseaux, le cerveau, le cœur, le péricarde et autres cavités, après des morts subites ou des maladies d'une nature inconnue, et divers savans du dix-septième siècle, tels que Valisniéri, Rédi, Houlier et autres, imaginèrent de mettre à découvert une veine des extrémités d'un animal vivant, de la lier des deux côtés, et de l'exposer dans le vide de Boyle; la veine se gonfla prodigieusement, et cette expérience, répétée plusieurs fois, prouva qu'il y a de l'air dans le sang, lequel, comme Hippocrate l'avait annoncé, et comme Houlier, grand médecin de ce siècle, l'avait pareillement observé, peut occasioner l'apoplexie et autres maux, lorsque ses parties se rassemblent, et reprennent leur élasticité. On crut dès-lors pouvoir se rendre compte des morts subites d'animaux poursuivis à la chasse, après de grands mouvemens, et du météorisme bientôt suivi de la mort, dans les fièvres ardentes; en attribuant ces accidens au dégagement de l'air interposé et à la reprise de son état élastique, occasionés, soit par une augmentation de température, soit par un commencement de décomposition putride.

Des expériences directes sur l'effet de l'air libre dans les vaisseaux vinrent appuyer ce raisonnement : ce dix-septième siècle a commencé à être témoin d'un grand nombre de ces tentatives, puisque ce fut alors que commencèrent de toutes parts les nouvelles études recommandées par Bacon. Boyle, Ruisch, Harder et Wepfer, furent les premiers, à ma connaissance, qui injectèrent de l'air dans les veines crurales, jugulaires et autres, de chiens, de chats, de bœufs, de chevaux, de co-

chons, etc.; ils furent bientôt imités par **Camérarius**, **Brunner**, **Valisniéri**, **Rédi**; et dans le siècle suivant par **Bœrrhaave** et son commentateur, par **Haller**, etc.; les animaux éprouvaient plus ou moins d'accidens, et périssaient plus ou moins vite, ou bien se rétablissaient suivant leur espèce, suivant la veine choisie pour l'injection, suivant la quantité d'air injecté, et suivant qu'on employait plus ou moins de violence : on observa des apoplexies foudroyantes, et les vaisseaux du cerveau vides de sang et remplis d'air; des palpitations précipitées, des angoisses, des défaillances, et l'on trouva le cœur et le péricarde, dans un état d'emphysême; on avait remarqué que l'intermittence du pouls accompagnait cette agonie, et on l'attribuait à des bulles d'air qu'on voyait entre-mêlées avec le sang artériel, comme il arrive au mercure dans les instrumens météorologiques mal purgés d'air. Le siècle où nous écrivons n'a pas été au dépourvu de semblables expériences, et nous en citerons quelques-unes : Meckel rapporte, dans ses *Archives de physiologie* [1], «avoir injecté cinq gros de sang, à cinq reprises diffé-
» rentes, dans la veine crurale d'un chien de la grosseur
» d'un chat; que, pendant l'opération, l'animal poussa
» de profonds gémissemens, on remarqua de l'irrégula-
» rité dans le pouls et un tremblement général, mais
» qu'on put attribuer à la seule peur de l'animal à la
» vue des liens; il y eut encore des agitations, des vo-
» missemens et des tremblemens après l'expérience, qui
» furent de courte durée, car, trois jours après, le réta-

---

[1] Tome IV, page 444.

» blissement était complet, et le même chien put servir
» à une seconde expérience qui consista à lui injecter
» dans la veine trois gros d'air, produit de l'expiration,
» ce qui n'occasiona pas de plus grands désordres que
» dans la première épreuve, où néanmoins, vu la gros-
» seur de l'animal, une assez grande quantité d'air avait
» dû être injectée avec le sang. » Parmi les autres expérimentateurs, nous citerons spécialement M. Nysten, dont
les essais sur ce sujet, insérés dans ses *Recherches de physiologie*, ont aussi eu des succès variés : « Vingt centi-
» mètres cubes d'air furent injectés, d'un seul coup de
» piston, dans la veine jugulaire externe d'un chien bar-
» bet du poids de sept kilogrammes, dont le pouls battait
» environ cent fois par minute, la température étant à
» quatorze degrés Réaumur : au même instant, augmen-
» tation de fréquence du pouls; bruit analogue à celui
» qu'on entend en battant ensemble du blanc d'œuf et
» de l'eau, partant de la région du cœur, et isochrone
» aux mouvemens de systole de cet organe, lequel cessa
» au bout d'une minute, temps où le pouls reprit sa
» fréquence ordinaire. *Seconde injection*, cette fois, de
» trente centimètres cubes d'air, dans la veine du même
» animal : même bruit que dans la précédente, et le chien
» pousse quelques cris de souffrance ; respiration élevée
» et haletante, comme dans l'orthopnée; roideur des
» membres; sortie des urines avec force; calme bientôt
» rétabli, sauf que la respiration est encore pénible pen-
» dant trois minutes, au bout desquelles elle reprend son
» état naturel; pouls resté moins fréquent qu'avant l'ex-
» périence, et à cela près, l'animal n'était nullement af-

5

» fecté. *Une troisième injection* de vingt centimètres cubes
» d'air fut faite à ce chien, trois minutes et quarante-cinq
» secondes après la précédente; rien de remarquable, ex-
» cepté le renouvellement du bruit ci-dessus; alors, *on*
» *injecta* de nouveau, après un repos de quinze secondes,
» trente centimètres cubes d'air, et pour cette fois, le
» pouls cessa de se faire sentir, et après quelques ins-
» pirations profondes, l'animal cessa de vivre; à l'autop-
» sie, les poumons furent trouvés dans l'état naturel;
» l'oreillette et le ventricule droits du cœur était extrê-
» mement distendus par des bulles d'air mêlées de sang
» liquide : les cavités gauches contenaient un peu de
» sang, mais point de gaz. »

Dans un second essai fait sur une carline du poids de
cinq kilogrammes, dont le pouls battait cent huit fois
par minute, M. Nysten injecta, «d'un seul coup de pis-
» ton, dans la veine jugulaire, soixante-dix centimètres
» cubes d'air; au bout de quelques secondes, cris, pouls
» insensible, agitations violentes, opisthotonos, éjection
» des urines et des matières fécales, et quelques inspira-
» tions rares, bientôt suivies de la mort. Résultats de
» l'autopsie, les mêmes que pour le précédent.» Dans
un troisième essai, le même expérimentateur «injecta,
» en cinq fois, dans la jugulaire d'un petit chien barbet,
» du poids de quatre kilogrammes cinq hectogrammes,
» pouls battant également cent huit fois par minute, *cent*
» *centimètres cubes d'air,* dans l'espace de huit minutes,
» trente secondes, en laissant un intervalle d'une à trois
» minutes, d'une injection à l'autre. Chaque injection a
» été suivie du bruit occasioné par le mélange de l'air

» avec le sang, et qui s'est une fois prolongé pendant une
» minute et trente secondes; quelques souffrances après
» les premières injections; respiration élevée et suspi-
» rieuse pendant quelques instans; pouls rare et faible et
» les sens intacts. *Le chien n'ayant pas péri par ces cinq*
» *injections,* on lui en fit une sixième de trente centi-
» mètres cubes, deux minutes et demie après; suspen-
» sion immédiate de la respiration, des mouvemens du
» pouls et de l'action musculaire; grandes inspirations
» deux minutes après, et mort sans convulsions. Mêmes
» résultats que précédemment, fournis par l'autopsie. »
Dans un quatrième essai, fait sur un chien mâtin bâtard,
du poids de sept kilogrammes cinq hectogrammes, donnant environ cent pulsations par minute, à la température de quinze degrés Réaumur, M. Nysten injecta «par
» la jugulaire, en onze fois, dans l'espace de vingt-huit
» minutes, *deux cent cinquante centimètres cubes d'air*
» *atmosphérique;* après les premières injections, de trente
» centimètres chacune, accélération dans le pouls qui
» devient, au contraire, rare et faible après les injections
» suivantes; respiration élevée après la sixième et la sep-
» tième, courte et plaintive, après la huitième et la neu-
» vième; l'animal, détaché après les dernières injections
» qui ne furent chacune que de dix à vingt centimètres
» cubes, est resté quelques minutes appuyé sur ses deux
» pattes de devant, puis il est tombé sur le côté, parais-
» sant faible, mais sans gêne dans la respiration; toux,
» ce jour là et le lendemain; respiration laborieuse, avec
» râle vers le soir; mort trente-cinq heures sept minutes
» après la dernière injection, en rendant par la gueule

5 *

» une assez grande quantité d'un liquide transparent et
» écumeux. A l'ouverture, on trouva les plèvres saines,
» mais les poumons, au lieu d'être rosés, comme ils le
» sont dans l'état naturel, étaient grisâtres, marbrés de
» brun, gorgés d'un peu de sang et de beaucoup de mu-
» cosités écumeuses. Point de gaz dans le cœur, ni dans
» les vaisseaux sanguins ; les deux ventricules contenaient
» du sang noir, mêlé de petites concrétions jaunes, demi
» transparentes. » Dans un cinquième essai, fait par notre
auteur sur un chien barbet, de forte taille, du poids de
neuf kilogrammes, on a poussé de l'air atmosphérique
dans l'artère carotide, mise à nu, liée du côté du cœur
et ouverte du côté du cerveau : «la pompe éprouva
» beaucoup de résistance à faire pénétrer, par cette voie,
» une suffisante quantité d'air, et on y suppléa en répé-
» tant les injections à plusieurs reprises ; à chaque fois,
» quoiqu'on se fût assuré qu'il était entré de l'air, dès
» qu'on lâchait la tête de l'animal, il la relevait avec
» agilité ; ses yeux étaient aussi vifs qu'en parfaite santé,
» et il entendait très-bien : après quelque repos, une plus
» grande quantité d'air ayant été injectée avec force et
» tout à la fois, l'action du cerveau parut abolie à l'ins-
» tant ; alors on lia l'artère et on détacha l'animal pour
» l'observer ; tête sans mouvement et restée dans la po-
» sition horizontale ; roideur de tous les muscles et pa-
» ralysie des quatre membres ; anéantissement complet
» de tous les sens, et insensibilité absolue à l'action des
» irritans mécaniques et chimiques ; pouls fort et sans
» fréquence, respiration grande, qui devient stertoreuse,
» comme dans l'apoplexie ; mort, trois heures après cette

» dernière injection. On ne trouva néanmoins ni dans le
» système sanguin, ni dans le cerveau, aucune bulle de
» gaz, ni aucune lésion apparente [1]. » Il résulte aussi
d'expériences faites sur les chevaux, par M. le docteur
Castara, chirurgien de l'hôpital de Lunéville, cité par
M. le docteur Saucerotte, de la même ville, dans sa *Dissertation inaugurale*, soutenue à la faculté de médecine
de Strasbourg, le 24 mars 1828, intitulée: *Des effets produits sur l'économie animale, par la présence de l'air
atmosphérique dans l'appareil circulatoire;* il résulte,
dis-je, que si l'on introduit peu à peu et par intervalles
dans les veines d'un animal faible, une grande quantité
d'air, il se fait d'abord une grande gêne dans la respiration; absence du pouls; affaiblissement graduel des mouvemens du cœur, puis la mort, au bout de trente à trente-
cinq minutes; mais que si l'animal est vigoureux, après
avoir éprouvé ces symptômes, il se relève peu à peu, et
revient à son état ordinaire; que si on l'abat alors, un
jour après, on trouve encore les muscles d'un rouge
foncé, brunâtre, et beaucoup de fluide gazeux dans les
vaisseaux du cerveau et des autres organes, comme pour
attester qu'une certaine quantité d'air mêlé avec le sang,
n'est pas absolument incompatible avec la vie.

En résumant ces divers essais, l'on voit que lorsque
la quantité d'air injecté n'a pas été trop considérable,
et qu'on a opéré sans trop de violence, l'animal, après
avoir présenté quelques symptômes alarmans, reprend

---

[1] Nysten, *Recherches de physiologie*, pag. 22, 47, 75 et
suiv.

bientôt son état normal; que pour cette pénétration de l'air, il faut exercer une assez forte pression, et qu'enfin, après même en avoir introduit un volume de deux cent cinquante centimètres cubes, l'animal survit encore quelques heures avant d'avoir complétement succombé. Il semblerait même, d'après l'expérience suivante du même M. Nysten, qu'il faille que l'air injecté parvienne jusqu'aux cavités droites du cœur, pour donner la mort, et qu'en l'empêchant, on prévienne cette terminaison. «On injecta, dit-il, d'un seul coup, » dans la jugulaire d'un chien noir, du poids de sept » kilogrammes, quatre-vingts centimètres cubes d'air; » interruption du pouls; cris douloureux; mouvemens » convulsifs, renversement du tronc en arrière, et après » quelques grandes inspirations, cessation apparente de » la vie. Alors on ouvrit la veine sous-clavière, et, en » exerçant en même temps une pression sur les parois » thorachiques, on en vit sortir beaucoup de gaz : à » l'instant, l'animal respira, le pouls redevint sensible, et » tous les accidens avaient cessé. On le détacha, on banda » la plaie, et il se mit à marcher, sans paraître malade. » Trois jours après, il fut sacrifié pour reconnaître les » effets intérieurs de cette expérience; et l'on ne découvrit » aucune bulle d'air, ni dans le cœur, ni dans aucune » autre partie du système vasculaire, et non plus aucune » autre lésion. » Il résulte, de ces expériences, quelque peu constans qu'en aient été les effets, qu'autre chose est d'introduire artificiellement de l'air dans les vaisseaux, ou que des gaz s'y développent spontanément; que l'animal peut survivre dans le premier cas, tandis que le second est le précurseur d'une mort certaine. Nous allons donner, dans l'article suivant, le sommaire de ces accidens, afin qu'on voie combien l'on s'égare en transportant les expériences de physique dans le domaine de la vie.

ARTICLE V.

Accidens remarquables de gaz dégagés spontanément durant la vie, dans les vaisseaux et dans le tissu des viscères, précurseurs de décomposition, et réflexions sur la cause et la nature de ces accidens.

Voici trois cas d'opérations chirurgicales qui, pratiquées cent fois, avant et après, n'ont point été accompagnées des mêmes phénomènes qui vont être exposés, et nous verrons si nous ne devons pas les attribuer à la même cause, spécifiée dans l'article précédent :

1°. « Le 19 novembre 1822, une jeune fille, en apparence d'une bonne constitution, entra à l'Hôtel-Dieu de Paris, pour y être traitée d'une tumeur considérable qu'elle portait à la partie postérieure et latérale du cou, qui avait commencé dix mois auparavant sans cause connue, et avait fait des progrès rapides. M. Dupuytren, ayant reconnu la nature cellulo-fibreuse de la tumeur, et en ayant jugé l'extirpation nécessaire, celle-ci fut pratiquée le 22 du même mois, après que la malade eût été pré-

parée par un bain et un léger purgatif... La tumeur ne
tenait plus qu'au lambeau antérieur des tégumens, et la
malade, qui n'avait perdu qu'une très-petite quantité
de sang, avait jusqu'ici très-bien supporté l'opération,
lorsque tout-à-coup, après qu'un sifflement prolongé se
fut fait entendre, elle s'écria: *Je suis morte*, fut prise
d'un tremblement général, s'affaissa sur sa chaise, et
tomba sans mouvement et sans vie... A l'ouverture du
corps, qui fut faite vingt-quatre heures après, l'on trouva
le péricarde dans l'état normal, et l'oreillette droite du
cœur distendue par de l'air qui s'en échappa en grande
quantité, quand on l'incisa. Il y avait du sang fluide
dans les autres cavités du cœur, et dans tous les vaisseaux
du corps, artériels et veineux, mêlé de beaucoup de gaz
qui s'en dégageait, par bulles nombreuses, à leur ouverture; tous les autres appareils étaient sains; seulement la muqueuse de l'estomac et celle de l'intestin grêle
présentaient quelques places rouges, dues à l'injection
des vaisseaux capillaires. Après avoir considéré les diverses causes qui peuvent occasioner la mort pendant la
durée d'une opération, et avoir exclu celles qui sont connues, l'habile opérateur s'arrêta à l'idée que la mort
de cette fille était due à la pénétration subite de l'air
dans le système circulatoire, par une grosse veine placée dans une gouttière creusée sous la tumeur, et communiquant avec la jugulaire, veine qui avait été nécessairement ouverte et qui était restée béante 1. »

---

1 *Archives générales de médecine*, juillet 1824, pag. 430.

2°. «Un serrurier, âgé de vingt-trois ans, qui portait, depuis près de cinq ans, une tumeur volumineuse sur l'épaule et la clavicule droites, occasionant de vives douleurs, fut opéré dans un des hôpitaux de Paris; pour compléter l'opération, l'on fut obligé de couper et d'extraire la partie moyenne de la clavicule. Tout-à-coup le malade s'écrie: *Mon sang tombe dans mon corps, je suis mort !* et au même moment il se roidit, perd connaissance, est couvert d'une sueur froide, et il a cessé de vivre un quart d'heure après. On avait entendu un bruit étranger assez fort qui se passait dans l'intérieur de la poitrine, et l'on croyait avoir intéressé la plèvre, en coupant la clavicule, ce qui aurait fait pénétrer l'air dans l'intérieur de la cavité thorachique et aurait affaissé le poumon droit; mais on n'aperçut aucune lésion de ce genre à l'ouverture du cadavre, et l'on découvrit à sa place une ouverture d'un demi-pouce d'étendue à la veine jugulaire externe, à l'endroit où cette veine s'ouvre dans la sous-clavière; les cavités du cœur étaient spacieuses et ne contenaient point de sang; des bulles d'air étaient répandues dans les vaisseaux du cerveau et des autres organes [1]. »

3°. «Un garçon tonnelier, âgé de vingt-un ans, avait commencé à éprouver de la gène à la partie postérieure de l'épaule droite, dès l'année 1824; et en 1825, il y parut une tumeur qui gênait les mouvemens de cette articulation et qui s'accrut prodigieusement dans l'espace

---

[1] *Journal de physiologie expérimentale* de M. Magendie, tom. 1, pag. 191.

d'un an : le malade ressentait des pulsations et des fré-
missemens dans les muscles du bras droit, sans que pourtant la couleur de la peau et la circulation fussent altérées. Amaigri et découragé par l'inutilité de divers traitemens, il se décida à se laisser opérer à l'hôpital de
Lunéville, le 18 septembre 1826, par M. le docteur
Castara, chirurgien de cet hôpital, assisté de plusieurs
de ses confrères. Après avoir reconnu que la tumeur
était formée de deux lobes inégaux, réunis par du tissu
cellulaire peu résistant, et que l'omoplate était altéré
dans une grande étendue; la dissection fit successivement
découvrir une cavité profonde remplie d'une bouillie rou-
geâtre, semblable à certains ramollissemens du cerveau.
L'enlèvement total du gros lobe allait être terminé, lorsqu'on entendit un bruit particulier, une sorte de *glou-
glou*, caractérisé par plusieurs craquemens précipités,
qui semblait s'élever du fond de la plaie. Aussitôt le malade perdit le sentiment, ses yeux se *renversèrent*, son
pouls et sa respiration devinrent insensibles, et il cessa
de vivre, sans avoir offert le moindre mouvement con-
vulsif. L'ouverture, faite vingt-quatre heures après la
mort, fit voir les viscères de la poitrine sains, mais l'o-
reillette et le ventricule droits du cœur étaient distendus,
élastiques, et crépitaient au toucher; ces cavités ayant
été incisées, ainsi que les cavités gauches, les veines caves
supérieures, la sous-clavière droite, etc., se trouvèrent
contenir un peu de sang noir et laissaient échapper
beaucoup de bulles d'air; le même sang, en très-petite
quantité, et les mêmes bulles d'air furent fournis par la
dissection des parties qui avaient été le siége de la ma-

ladie, et on découvrit un rameau veineux d'un volume
médiocre, qui, en se rendant à la sous-scapulaire, avait
contracté adhérence avec le pédicule de la tumeur,
ayant, à sa paroi postérieure, une petite ouverture, ar-
rondie, béante, de moins d'une ligne de diamètre, par
laquelle on faisait sortir du sang mêlé de bulles d'air, en
pressant d'avant en arrière la veine sous-scapulaire, et
par laquelle on supposa que l'air avait pénétré; on ne
fit aucune exploration dans les autres viscères [1]. »

Dans ces trois observations, on s'est hâté de conclure
que la promptitude de la mort, survenue durant ces
opérations, a été la suite de l'introduction de l'air dans
les cavités du cœur, viscère qui a dû suspendre aussitôt
ses fonctions : peut-être pourrait-on l'accorder au n° 2,
dont le sujet a pu également périr d'hémorrhagie comme
de la pénétration de l'air par l'ouverture d'un demi-pouce
de la jugulaire; mais, en vérité, peut-on faire la même
concession pour les deux autres cas? Étant donné que c'est
par les veines seules que l'air peut pénétrer dans le système de la circulation, il s'en suivrait de la découverte de
ce nouveau danger, que ces vaisseaux devraient aussi être
liés dans toutes les ablations et divisions chirurgicales, ce
qui jusqu'ici n'a été de précepte que pour quelques veines
principales, et dans la même intention que celle qui fait
lier les artères; or, combien d'accidens ne seraient pas
déjà arrivés, depuis qu'on fait des opérations, si les

---

[1] Observation communiquée par M. Castara à M. Saucerotte,
et insérée dans sa *Dissertation inaugurale* citée ci-dessus,
pag. 5 et suiv.

veines divisées devenaient des embouchures pour des torrens d'air, ce qui, à ma connaissance, n'a été admis que pour les trois cas rares dont il vient d'être question. L'on peut dire, au reste, que cette pénétration mécanique de l'air, même par des voies très-larges, ne s'observe que très-peu durant la vie, car l'on se montrerait très-ignorant, si l'on mettait la respiration dans cette cathégorie. Il est question, dans un nouveau journal de médecine, de deux observations de pneumo-thorax, arrivé à la suite de l'ouverture d'une caverne pulmonaire dans la cavité de la plèvre, recueillies à l'hôpital Saint-Antoine de Paris [1]; mais combien de cavernes semblables ne se forme-t-il pas à la suite de tant de phthisies pulmonaires, avec fonte des tubercules, sans qu'on remarque rien de semblable? En second lieu, il est naturel de se demander, comme je l'ai fait dans la soutenance de la thèse citée ci-dessus, comment, lorsqu'on voit dans des expériences faites à dessein, que l'injection forcée de cent centimètres cubes, et plus, d'air atmosphérique dans les veines d'un animal, faite à quatre ou cinq reprises, n'a d'abord produit que des symptômes de courte durée, qu'on pouvait autant attribuer à la douleur, aux liens et à la peur, qu'à l'air injecté; lorsqu'on voit, dis-je, la victime ne succomber qu'à de nouveaux tourmens, l'on ne peut s'empêcher de s'étonner qu'on consente à accuser d'accidens, mortels et immédiats, l'entrée lente et uniforme de l'air, sans le secours d'aucune pression,

---

[1] *Journal général des hôpitaux civils et militaires,* n° 2, août 1828.

dans une veine supposée béante, accidens que n'a pas produits l'air introduit avec pression et à coup de piston? L'étonnement est loin de cesser, lorsqu'on entend rapporter ce qui suit au chef des expérimentateurs de nos jours, à M. Magendie, «qu'après avoir fait aspirer de l'air par » la veine jugulaire à divers animaux, dès que le bruit » résultant du mélange du sang avec de l'air se fut fait » entendre, il introduisit une sonde d'argent dans la » veine, la dirigea vers le cœur, et la fit aisément entrer » dans l'oreillette droite ; qu'alors, avec une seringue » ajustée à l'extrémité de la sonde, il aspira l'air et le » peu de sang qui se trouvait dans l'oreillette, qu'il re- » tira la seringue de la sonde pour la vider, ayant soin » de boucher son extrémité avec le doigt; qu'il fit une » seconde aspiration de la même manière, ce qui suffit » ordinairement pour faire cesser le bruit de l'agitation » de l'air dans le cœur, et pour rétablir la circulation [1]. »

Eh! quoi donc, si la vie a pu résister à tous ces tourmens, faudra-t-il, pour empêcher l'aspiration de l'air par les veines divisées, se mettre l'esprit à la torture pour changer le mode d'extirpation des différentes tumeurs? En troisième lieu enfin, comment les médecins de nos jours ont-ils pu ignorer, sans interrompre la chaîne des vraies connaissances médicales, les faits observés par Valsalva, Morgagni et autres savans nos devanciers, que j'ai rapportés plus haut; et s'ils les ont connus, com-

---

[1] *Journal de physiologie expérimentale*, tom. 1, pag. 96, 97 et suiv.

ment ne se sont-ils pas dits : *Nous ne pouvons pas adop-ter, pour conclusion, que la mort de nos opérés ait été le fait de l'introduction de l'air dans une veine, puisque les sujets dans lesquels les anatomistes précédens avaient aussi trouvé de l'air dans les vaisseaux, n'avaient subi aucune opération qui eût mis à découvert l'ouverture d'une veine par laquelle il put s'introduire?*

Ces tumeurs spontanées, de quelque nature qu'elles aient été (car je n'ai pas obtenu de détails suffisans là-dessus), croissant avec tant de rapidité, sans cause apparente, sont toujours suspectes, d'après mes observations, et l'effet d'un état morbide du corps où elles se développent; et je suis porté à penser qu'au lieu d'être venu du dehors, au point de se répandre tout-à-coup en aussi grande quantité dans le système circulatoire, et d'en rendre le sang fluide, cet air ou ces gaz, des trois cas précédens, existaient déjà, comprimés dans le corps des malades, que les tumeurs en étaient un effet, que peut-être en contenaient-elles aussi, et que l'opération n'a été qu'une occasion de lui rendre son élasticité, en le délivrant de la pression exercée par la tumeur, faisant fonction de soupape, et que le bruit qui se fit entendre à cette occasion, venait plutôt de la colonne d'air ou de gaz, qui sortait avec violence, que de celle qui entrait, semblable à celui qui se remarque dans la pompe à feu, quand on la fait cesser de fonctionner, et qu'on donne un libre cours à la vapeur. L'on dira que ma proposition est tout autant hypothétique ; mais ce qui ne l'est pas, c'est que, 1° les êtres organisés sont composés de quatre-vingt-dix-neuf parties sur cent d'un humide volatil : ainsi, le soleil, le vent et le sable du désert réduisent en peu de jours à un volume et à une masse infiniment petite le corps de l'homme, du cheval, du chameau, de l'éléphant, etc. , qui ont perdu la vie; 2° que soumis dans la distillation à un appareil pneumato-chimique, ils se résolvent en une grande quantité de gaz; 3° que la même opération se fait par la fermentation spontanée, dès l'instant où la vie a cessé, ce qui a lieu d'autant plus promptement, que les maladies qui ont précédé la mort étaient de nature adynamique; le corps se gonfle, il reprend de la chaleur; des vessies se montrent et s'ouvrent de toute part, augmentant la légèreté spécifique du cadavre; et si, au bout de quelque temps, on est curieux de visiter ce spectacle hideux confié à la terre, de ce sujet du poids de cent à deux cents livres, on ne trouve plus qu'un faible reste de putrilage entièrement décomposé. Certes, quand nous réfléchissons à cette immensité de corps organisés des deux règnes, qui ont passé successivement sur notre planète depuis que se sont fixés à sa surface des êtres vivants, nous concevons aisément que sans ce retour à l'état de fluide aériforme, elle aurait acquis une telle épaisseur et une telle masse, que ses rapports avec le soleil auraient totalement changé ! Mais non; à part la couche plus ou moins épaisse de terre végétale du sol des forêts, des pâturages et des lieux cultivés, qui s'épuise plus ou moins aussi elle-même et se renouvelle, la constitution géologique du globe est restée la même, quant à sa densité; et à part les ossemens fossiles que la profondeur où on les trouve a garanti de la décomposition; à part les coquillages qui attestent l'ancienne présence des eaux ; à part les bois charbonnés et la houille dont nous diminuons chaque jour les quantités ; à part les sels qui étaient entrés dans la composition des animaux ; à part, dis-je, quelques débris de ces squelettes, rien n'a changé pour l'épaisseur, au point qu'il semble que tant de réalités n'étaient plutôt et ne sont encore que des ombres ou des formes ! Le plus ignorant peut donc en conclure que tout s'est évaporé en gaz, dont les feux follets qui brillent souvent sur les tombeaux attestent suffisamment la nature, du moins en partie. Quelquefois le hazard a rendu les médecins témoins de ce phénomène avant l'inhumation : «M. le docteur Bailly, » faisant en présence de plus de vingt élèves, l'ouverture » d'un cadavre entièrement emphyseumatique, surtout » aux extrémités inférieures, remarqua que chaque fois » qu'on y faisait des incisions longitudinales, il s'en dé- » gageait un gaz, qui brûlait avec une flamme bleue : la » ponction de l'abdomen en donna un jet qui produisit » une flamme de plus de six pouces de hauteur. Un fait » remarquable, c'est que les gaz intestinaux, loin d'aug- » menter la flamme, l'éteignaient. » M. Julia Fontenelle, qui a relaté cette observation, dans un mémoire composé de faits déjà anciens et bien connus, intitulé : *Recherches chimiques et médicales sur les combustions humaines spontanées*, lu à l'Académie des sciences de Paris, le 24 mai 1828, ne veut pas qu'elle serve à expliquer l'origine de ces combustions, parce qu'ayant tenu de la chair en digestion dans du gaz hydrogène, elle ne s'est pas allumée ensuite, ce qui devait être, suivant lui; et je crois, au contraire, que rien n'est plus explicatif de ces combustions, que le dégagement possible de ces sortes de gaz, déjà même avant la cessation entière de la vie.

Rien, par conséquent, n'est plus certain que la formation de notre être matériel de fluides élastiques de diverses espèces, rendus fixes et maintenus en place par la puissance de la vie, comme nous l'avons déjà insinué plus haut, et qui sont dégagés de leurs liens, quand la vie a cessé, et si nous n'avons pas une certitude aussi complète du commencement de cette disgrégation avant la perte totale du sentiment et du mouvement, cependant un grand nombre de phénomènes tendent à démontrer un commencement de cette disgrégation ; les médecins observateurs l'avaient admise tacitement quand ils ont caractérisé du nom de *fièvre putride* cet état où le météorisme, où les déjections infectes, où la dépravation de l'urine et de toutes les excrétions, où l'irrégularité de la circulation et de la respiration, où la noirceur du sang et son infiltration dans les capillaires des membranes muqueuses, des gencives, etc., où l'indifférence totale pour les choses du dehors et pour l'existence, où le pouvoir de se contracter enlevé aux muscles, précèdent déjà la mort de plusieurs jours, et réduisent l'homme le plus vigoureux à l'état demi cadavérique. Bien plus, cette rapidité de décomposition, avant même la cessation entière de la vie, ne s'observe pas moins chez certains malades, qui ont été épuisés par des fatigues et un régime exténuant, et qui, exposés à des causes qui produisent ordinairement des inflammations, comme la péripneumonie, etc., offrent bientôt tous les symptômes de la putridité : telles,

par exemple, une pauvre femme, âgée de cinquante ans,
que j'ai vu le dernier jour de son existence, dans la ville
de Martigues, qui était revenue du bois, attaquée d'un
point de côté, et qui était couverte de pétéchies, exha-
lant en même temps déjà une odeur infecte, comme
dans le dernier jour d'une fièvre putride, et ayant donné
naissance à un grave typhus qui attaqua toutes les personnes que leur charité avait dirigées près d'elle ; et une
autre femme des environs de Brumath, âgée de trente-
quatre ans, nourrice de deux jumeaux, qui avait également pris mal en allant au bois, dans un temps froid et
humide, étant épuisée, et déjà valétudinaire. Comme
sa maladie et sa mort avaient laissé des doutes qu'elles
eussent été naturelles, nous fûmes commis par l'autorité
judiciaire, M. le docteur Goupil, l'un de nos aggrégés,
et moi, pour aller éclaircir le fait. Nous apprîmes que
deux à trois jours avant sa mort, elle rendait continuellement du sang fluide par le rectum, qu'elle était couverte de pétéchies, et qu'il s'exhalait de sa bouche une
odeur cadavérique. Son corps avait cessé de vivre depuis
soixante heures seulement, quand nous en entreprîmes
l'autopsie, et déjà il était enflé, réduit à un état de putréfaction avancée, dont le chlorure de chaux dissout,
versé à profusion, ne masquait que très-imparfaitement
l'odeur. Les gaz, à mesure qu'on remuait le cadavre,
faisaient un bruit continuel, pareil à celui d'une cuve en
fermentation. L'intérieur du crâne n'offrit rien de remarquable, mais la poitrine et l'abdomen nous firent
voir des poumons d'un rouge livide, en partie sphace-
lés, l'estomac et tout le canal digestif de la même cou-

leur, laissant échapper de tous côtés, par la plus légère pression, un sang fluide et décomposé. Or, chez des sujets épuisés et ne faisant usage que d'une chétive nourriture végétale, on ne saurait attribuer ces simulacres d'inflammation à la pléthore, ni à une exagération des forces vitales; mais je conçois, d'après ce dégagement de gaz, de tous les côtés, que ces fluides élastiques entraînent avec eux la sérosité sanguine dans toutes les extrémités capillaires, dans tous le système des exhalans, formant une véritable *erreur de lieu,* entraînant aussi peu à peu avec le sang le principe vital dont ils font partie, et produisant ainsi cette grande faiblesse, précurseur de la cessation de la vie. Ce qui achève de prouver cet effet de l'injection gazo-sanguinolente spontanée dans la capillarité des tissus, qu'on a eu quelquefois l'imprudence de prendre pour des inflammations franches, c'est que j'ai trouvé cette injection très-prononcée dans tout le canal digestif des cadavres exhumés judiciairement, ayant appartenu à des sujets morts subitement de strangulation ou de blessures, auparavant très-bien portans, et chez lesquels il eut été impossible de soupçonner rien de semblable à la fameuse *gastro-entérite.* Cet état n'avait pas moins été observé dans le corps des décapités, car le prononcé de la sentence capitale avait été pour eux un commencement de mort. Voilà donc un nouveau genre bien trompeur d'inflammation que vous ne pourrez appeler ni *sur* ni *sous,* et que les émissions sanguines, et tout l'appareil antiphlogistique ne guériront certainement pas; il renferme le secret de ces péripneumonies malignes et gangréneuses, qui ont souvent régné

6 *

épidémiquement, durant lesquelles le système routinier de Botal fit tant de ravages, et où il n'y eut de malades qui se relevèrent que parmi ceux qui furent traités par les toniques et les cordiaux.

Le scorbut, maladie dans laquelle tous ces changemens se font avec plus de lenteur, et où tant de tumeurs fongueuses s'élèvent et se renouvellent avec rapidité, pour présenter, à sa dernière période, l'image complète de la putridité aiguë, est encore un exemple de cette décomposition anticipée : et nous ne saurions blâmer les anciens, ni Pringle lui-même (s'ils n'avaient pas trop généralisé le principe), d'avoir introduit, dans la matière médicale, des médicamens dits *antiseptiques*, d'après ce qu'ils avaient observé de leur puissance pour conserver les parties mortes du règne organique. Appartenait-il, nous le demandons derechef, aux partisans exclusifs des émissions sanguines, ou des évacuations alvines, à ses émissions aidées de l'eau de gomme, où à ces évacuations, de pouvoir donner de la force au lien vital prêt à se relâcher? L'on n'avait que trop fait, à diverses reprises, une triste expérience de leur impuissance ! Emploierons-nous ces émissions, pour secourir un malheureux mordu par le serpent à sonnettes, par le céraste et autres terribles reptiles, dont le venin antivital, introduit dans le sang, amène de suite la jaunisse, le gonflement, l'abandon des sens et des forces, la dissolution et la mort? Les papiers publics du mois de juillet 1828, nous ont fourni un triste exemple des effets de ce système renouvelé, à l'occasion d'un chasseur mordu au talon par une vipère, que l'on traita par l'application d'un très-grand nombre de sangsues, et qui succomba promptement, tandis que la vieille thériaque, si dédaignée de nos jours, avait, à ma connaissance, souvent été un spécifique à ces sortes d'accidens, appliquée sur la plaie, et prise intérieurement, délayée dans du vin généreux ! Il est donc des substances propres à retarder la putréfaction, qui n'est autre chose que la disgrégation des fluides élastiques qui constituent nos solides et nos liquides; la tendance à cette disgrégation peut pareillement exister, d'après plusieurs phénomènes morbides, avant même que la vie ait entièrement cessé, et de là l'origine des gaz, qui se sont souvent montrés dans les vaisseaux sanguins, et dans les mailles du tissu cellulaire, effets d'un long état morbide auquel, enfin, il a fallu succomber [1].

---

[1] Les corps des noyés, qui paraissent et disparaissent alternativement de la surface des eaux ; celui des sujets, qui se gonfle énormément peu après la mort (et presque toujours cela commence par les parties sexuelles), puis qui roulent à terre sans qu'on les touche ; les hémorrhagies par le nez, la bouche, etc., que présentent des cadavres, et que le vulgaire attribue à la présence d'un meurtrier ; le sang qui sort par l'ouverture des saignées, long-temps après la mort, et celui qui jaillit des vaisseaux du cerveau, ou de tel autre viscère, dans les nécrospsies, et qui avait fait craindre à des anatomistes que le sujet ne fut pas bien mort ; tous ces phénomènes et autres, qui ont fait crier au miracle, ou donné lieu à des contes plus ou moins ridicules, ne sont que l'effet du dégagement des gaz sous l'empire de la fermentation putride déjà commencée.

ARTICLE VI.

Du traitement des flatuosités en général; traitement des anciens, et méthodes empiriques.

Les considérations sur les maladies venteuses, auxquelles les anciens s'étaient livrés, ne méritaient donc pas d'être oubliées, et nous en avons signalé quatre sources, c'est-à-dire quatre origines de ces vents ou gaz, inconnus aux personnes qui se portent bien, hôtes incommodes et fâcheux aux personnes faibles, valétudinaires, ou réellement malades, produites, savoir : par l'air introduit avec les alimens et les boissons; par la fermentation spontanée des substances alimentaires dans l'estomac et le canal intestinal ; par l'altération des fonctions des membranes muqueuses, qui sécrètent et excrètent des gaz, conjointement avec le mucus; par un commencement de relâchement de l'affinité vitale et, par conséquent, de décomposition chimique du sang et des parties molles. Cette classification était indispensable pour arriver à une thérapeutique convenable qui, quoique ne pouvant être parfaite, puisque nous reconnaissons que la disposition à produire des flatuosités est le plus souvent héréditaire (ce que je puis affirmer), aura toujours plus d'efficacité que l'empirisme aveugle auquel cette classe de maladies a été livrée jusqu'ici. Nous allons commencer par l'examen du traitement des anciens.

La disposition au spasme est ici la principale cause des trois premières espèces, ou plutôt elle est la maladie elle-même, car elle permet visiblement, quoique le fait en lui-même soit difficile à expliquer, à l'air ou aux gaz de se dégager dans les voies digestives, et même de filtrer à travers les membranes; ce passage présumé par les théories des anciens, tant dans l'état sain que dans l'état morbide, a donné lieu à divers moyens thérapeutiques, qui en sont une conséquence, et qui se sont conservés jusqu'à nos jours. Nous devons à la secte des méthodistes qui avaient créé le mot de *métasyncrise,* dont nous avons parlé à notre premier article, l'usage depuis lors très-répandu, des médicamens de toute espèce employés à l'extérieur, doués, disaient-ils, de la propriété d'attirer du profond du corps, ou de changer l'état des pores, composés d'huiles ou de gomme-résines odorantes, mais surtout de plantes âcres et brûlantes, qui font rougir la peau ou qui excitent des vessies ou causent de la démangeaison, telles que la graine de moutarde, le suc de Thapsia, etc., auquel il faut ajouter les cantharides. Galien, Oribase, Aétius et Paul d'Égine les ont acceptés dans le même sens; et, d'après ce que j'avais observé dans la médecine populaire, secouant le joug de la crainte de boucher les pores, et de la croyance à l'inutilité des topiques, j'ai retiré les plus grands succès de l'application d'emplâtres de galbanum, bdélium, et autres gommes fétides, sur le ventre ou ailleurs, dans les affections histériques, hypocondriaques, etc.; des sinapismes réitérés et de plusieurs autres excitans dans les suffocations et affections diverses dépendant des spasmes;

et je ne saurai dire combien de douleurs intérieures, provenant du rhumatisme, j'ai soulagées, par l'application d'une simple emplâtre de poix, entre les deux épaules; en sorte que, si la théorie donne lieu à des contestations, l'application pratique qu'on en fait ici ne saurait plus, d'après mon expérience, en occasioner aucune.

Il en est de même des ventouses, médication aussi ancienne que l'application de la pneumatique aux théories médicales [1]. Galien ne reconnaissait aucun remède supérieur à l'application des ventouses sèches, pour la

---

[1] Il est digne de remarque, que la pratique des ventouses n'est pas moins commune dans l'intérieur de l'Afrique, où il n'y a jamais eu de médecine régulière : tant certaines coutumes, fondée sur une idée générale et déduites de la nécessité, sont propres à tous les peuples non encore parvenus à notre civilisation! Le major Laing, dans le voyage qu'il a fait dans la partie ouest de l'Afrique, étant tombé malade à *Falaba*, capitale du *Soulimana*, les nègres qui le soignèrent avec zèle pendant son délire, lui appliquèrent des ventouses, et il rapporte ainsi leur procédé dans cette opération : « On scarifie » d'abord la peau avec un rasoir bien affilé, puis on place » sur l'endroit ainsi préparé, une petite callebasse de laquelle » on chasse l'air en la chauffant. La congestion du sang, » ajoute-t-il, avait été si forte, et avait duré si long-tems, que » l'opérateur ne put réussir qu'à extraire du sang coagulé; » j'ai ainsi tout lieu de présumer que le procédé employé par » le docteur nègre, me sauva la vie. » (*Voyage dans le Timanni, le Rousamko et le Soulimana, contrées de l'Afrique occidentale,* fait en 1822 par le major Corden-Laing, traduit de l'Anglais par MM. Eyriès et de Lasenandiès, 1826, pag. 255.)

guérison des coliques venteuses [1], et Celse nous apprend que, de son temps, leur usage était des plus fréquens, quand il y avait des douleurs à calmer, et que l'on croyait sérieusement que, par le moyen de la tumeur qui se formait dans la cavité de la ventouse, on attirait dehors les flatuosités du dedans ; il nous apprend aussi qu'on employait beaucoup pour dissiper les vents, les fomentations chaudes et sèches, ainsi que les frictions sèches aux extrémités supérieures et inférieures [2]. Arétée, Cœlius Aurélianus, Alexandre de Tralles, etc., agissaient dans les mêmes principes, excepté que du temps de ce dernier, on commençait à faire usage de l'opium uni aux aromatiques, et de ces médicamens qu'on nomma *carminatifs*, parce qu'ils faisaient sortir les vents avec un bruit auquel on pouvait donner une sorte de mesure. Cassius, cité par ces auteurs, se glorifiait de l'invention d'un médicament composé d'anis, de castoréum, de poivre et d'opium; médicament que j'ai encore trouvé employé chez les Espagnols, sous le nom de *liqueur anti-colique*, lequel, par ses propriétés anti-spasmodiques, a effectivement beaucoup d'efficacité [3]. A mesure

---

[1] *Method. medendi, lib. XII.*

[2] *Cornel. Cels., lib. II, cap. 11.*

[3] Les dogmatiques et les méthodistes donnaient du vin aux frénétiques pour les endormir, et il est vraisemblable que Cassius avait le même but, en employant une solution d'opium : ils expliquaient l'action de ces remèdes, en disant que le sommeil avait la puissance d'enrayer les esprits, et de les empêcher de se précipiter vers les pores ; quelle qu'en soit la théorie,

que les études anatomiques se sont perfectionnées, on a refusé aux ventouses la propriété d'attirer à elles l'air des intestins, à travers leurs tuniques, le péritoine, les muscles, la graisse et les tégumens; et l'on explique les bons effets qu'on en retire quelquefois, par la puissance révulsive ou dérivative que l'irritation, causée par les ventouses, exercent sur les nerfs et les vaisseaux capillaires, faisant cesser une douleur ancienne par la production d'une nouvelle, et opérant par là la résolution du spasme. De la même manière explique-t-on l'action médicatrice de la brûlure employée au moyen du fer incandescent ou du moxa appliqué à la plante des pieds ou autour du nombril, par les médecins de l'île de Java et de la grande Tartarie, dans les douleurs atroces du bas-ventre; à quoi se rapporte aussi l'*acupuncture*, opération regardée de tous les temps comme une panacée, dans toutes les maladies, par les Chinois et les Japonais. Nous ne trouvons pas moins une grande confiance dans la brûlure chez les Égyptiens, les Arabes, les Maures et les Nègres de l'intérieur de l'Afrique : les premiers pourtant, au rapport de Prosper Alpin, mettent les ventouses au premier rang, et s'en servent de toutes les manières contre les flatuosités, et autres maladies, brûlantes ou froides, sèches ou avec scarification [1]. Je ne nierai certainement pas l'action puissante de la révulsion et de la dérivation,

---

il est certain que le sommeil est un des plus puissans remèdes, et que le malade, auquel on l'a procuré, sort de cet état presque entièrement guéri.

[1] *Vide de medecin. Ægytior., lib. II.*

puisque j'en ai si souvent éprouvé les bons effets ; mais je suis encore en doute, si ces tumeurs considérables, que l'on voit s'élever sous les verres à ventouses d'une grande dimension, ne justifient pas le nom donné à l'instrument ; et je me suis souvent demandé si l'afflux du sang avait pu suffire pour les occasioner, et si de l'air ou des gaz n'y avaient pas aussi une grande part, surtout eu égard à la promptitude de leur formation. Mais si les usages populaires, profondément enracinés, ont eu leur fondement dans leur utilité, ce ne serait pas moins un témoignage en faveur des ventouses, que la confiance qu'ont dans ce remède les habitans de la ville de Strasbourg, qui n'est peut-être pas moindre que celle des Égyptiens : les ventouseurs de profession sont ici très-nombreux, et ils ne gagnent pas moins que plusieurs médecins. Leurs vases sont en cuivre : ils en appliquent dix, douze, quinze, vingt, le long de l'épine du dos, et sur tous les endroits souffrans, et les font toujours suivre de scarifications ; la faveur pour cette pratique est si grande, que l'hôpital civil a son ventouseur stipendié, qui ventouse une fois par semaine tous les malades qui le demandent ; et je dois convenir que plusieurs en ont été soulagés, en sorte que j'estime que ce moyen médicamenteux, d'ailleurs très-innocent, mérite d'être conservé.

Mais les ventouses ne remédient qu'à l'effet et non pas à la cause : il en est de même de diverses semences, fleurs, feuilles et racines aromatiques, dites carminatives, dont on fait diverses confitures, des huiles essentielles et des éthers, lesquelles, outre de ne donner qu'un soulagement temporaire, peuvent elles-mêmes occasioner ou redoubler le spasme, et produire l'inflammation, par un usage bannal et intempestif. Du reste, on s'accoutume à ces carminatifs quels qu'ils soient, et ils finissent par ne plus produire d'effet; nous en disons tout autant des liqueurs fortes, eau-de-vie anisée, et autres, connues sous le nom d'élixirs, et dont l'alcool fait la base : on peut admettre que l'usage, si anciennement et si généralement répandu des liqueurs fermentées, est né d'abord de l'utilité que le hazard leur a fait reconnaître, et comme excitans, et comme propres à aider à la digestion; qu'ensuite l'abus a succédé; en effet, il est constant, malgré l'action coagulante de l'albumine, qu'exercent les liqueurs alcooliques quelconques, qu'elles excitent la contraction des fibres musculaires de l'estomac, et qu'elles produisent le même effet dans cette cavité vivante que hors du corps; à savoir le *mutisme* ou l'empêchement de fermenter dans la masse des alimens fermentescibles, ce qui semble favoriser la digestion ou la précipiter, ainsi que s'expriment ceux qui sont accoutumés à en prendre, et de là l'espèce d'obligation de les étaler à toutes les tables; mais j'ai observé, parmi ces amateurs d'eau-de-vie et de liqueurs, que malgré qu'ils aillent en augmentant de qualité et de quantité, la propriété de leur prétendu digestif et anti-venteux, va en diminuant de puissance; que l'estomac et les intestins perdent insensiblement de leur sensibilité, qu'ils se crispent et s'épaississent, origine de ces squires du pylore devenus si communs, depuis l'invention du *coup du milieu*, et du raffinement de toutes ces essences, esprits, et *eaux sans pareilles* étalés dans de magnifiques cristaux, pour accompagner le café. Si, par conséquent, les liqueurs aromatiques peuvent quelquefois être utiles à ceux qui n'en usent pas habituellement, elles sont indubitablement nuisibles lorsqu'on en prend à chaque repas. Les applications sèches et chaudes de linges, de sachets de cendres ou de poudres aromatiques, de briques échauffées, etc., soulagent momentanément et quelquefois agravent le mal; il en est de même des frictions. Par où l'on acquiert la preuve, que c'est surtout la cause qu'il faut attaquer, si l'on veut prévenir l'effet et obtenir un soulagement durable.

ARTICLE VII.

Traitement diététique; hygiène des flatulens et des hypocondriaques.

Il n'est certes aucun doute que les choux, les pommes de terre, les légumineuses, les fécules, les fruits crûs, et en général, tout ce qui est capable de fermenter, ne doivent être évités par ceux qui sont sujets aux vents; mais il ne faut pas oublier, d'une autre part, que les laboureurs, les gens de peine, et ceux qui vivent en plein air usent habituellement de ce genre de nourriture sans en être incommodés. J'ai remarqué sur moi-même que je puis impunément en faire usage, quand je fais un grand

exercice , soit à pied, soit en voiture , et surtout quand je
voyage à pied dans les montagnes , quoique je m'y fatigue
beaucoup ; mais je dois renoncer à ces alimens aussitôt
rentré chez moi, et, livré de nouveau aux travaux du
cabinet, forcé alors, sous peine de souffrir cruellement
de toutes les manières, de n'user que de pain de fro-
ment bien cuit, et d'une nourriture animale, composée
d'œufs et de chair d'animaux adultes, en petite quantité à la
fois. Au surplus, quelque salutaire que soit en lui-même
le régime alimentaire qu'on ait adopté, sa continuation
cesse souvent d'être utile, par l'effet de l'habitude ou
de la monotonie, qui agit désagréablement, tant sur nos
facultés physiques, que sur nos facultés morales, ce qui
fait que nous devons le changer quelquefois, même pour
un plus mauvais, c'est-à-dire, que nous devons ou interrompre l'excitation gastrique par le jeûne, ou l'animer par de nouveaux stimulans ; à quoi se rapportent :
1° la maxime attribuée à Hippocrate, et qu'il faudrait
bien se garder de suivre dans les maladies organiques,
qu'il est bon de faire de temps à autre un excès de table ;
2° qu'ayant interrompu quelquefois la vie sobre que je
mène, en allant dîner hors de chez moi, j'en ai eu mes
coliques soulagées, loin d'avoir été plus fatigué comme
je le craignais ; 3° l'avantage que je retirais pour la guérison de mes malades, lorsque je faisais la médecine de
campagne, et que je ne pouvais pas les visiter assez
souvent, de la méthode métasyncritique de Cœlius-
Aurélianus, que cet auteur appelle plus spécialement
récorporative, composée des deux cycles *résumptif* et
métasyncritique, qui consistait à leur prescrire l'absti-

nence pendant un certain nombre de jours, puis de
prendre des alimens et du vin, en quantité que je dé-
terminais pour chaque jour, mais le tout avec plus de
modération que ne le voulait l'auteur cité. « L'ordre, dit-
» il, du *cycle résumptif* est le suivant; le premier jour,
» on ne nourrit qu'avec un peu de pain et de l'eau pure,
» ou même on ne donne rien, si le malade peut le sup-
» porter; le second, après un léger exercice, et une
» onction huileuse, on donne seulement le tiers de la
» nourriture accoutumée, consistant en pain bien fer-
» menté, avec des œufs, des légumes, du poisson ou des
» oiseaux, ce que l'on continue pendant deux à trois
» jours, suivant que les forces. le permettent; le cin-
» quième jour, la nourriture est augmentée d'un tiers,
» et consiste en gibier, en pigeons ou en oiseaux de basse-
» cour; après trois à quatre jours de ce régime, on ajoute
» la quantité de pain qui complète la portion accoutu-
» mée, et l'on permet les viandes de boucheries, et des
» légumes plus grossiers; l'on se conduit pour la quan-
» tité de vin qu'on doit accorder, et pour l'exercice, en
» proportion de la quantité permise d'alimens. Ce cycle,
» qui est de neuf jours, étant terminé, on passe au cycle
» *métasyncritique;* le premier jour, le malade est tenu
» à une abstinence complète; le second, après un léger
» exercice et l'onction huileuse de tout le corps, on per-
» met la troisième partie du pain accoutumé, et autant
» de viande rôtie ou bouillie et salée, accompagnée de
» câpres, de moutarde, d'olives vertes confites, et du
» tiers de la quantité de vin usité, ce qui durera deux
» à trois jours; puis on ajoute un second tiers à la

» nourriture et à la boisson, et l'on passe à l'autre tiers
» au quatrième jour; donnant même alors de la viande
» de porc, et l'exercice dans la même proportion. Au
» lieu de diviser les alimens, en trois parties, on les divise
» en quatre, ce qui augmente l'étendue du cycle [1]. » Outre
les raisons rapportées plus haut, on ne saurait croire
combien cette ordonnance du régime inspire de la confiance aux malades, dans un temps où la diététique est
si fort négligée, et je ne saurai trop la recommander.

J'ai observé aussi et sur moi et sur les autres, que l'air
vif et sec rend ces infirmités beaucoup plus rares et moins
intenses, tandis que le contraire est produit par les lieux
bas et l'air humide des sols enfoncés, ombragés par les
maisons, les forêts, et les collines cultivées : je dis, les
bois et les vallons d'une riche culture, parce qu'à ma
grande surprise, j'y ai observé et traité plusieurs de ces
malades, dont pourtant les lieux arides et élevés fournissent aussi des exemples, puisque j'ai rencontré des
hypocondriaques parmi les meûniers et meûnières des
moulins à vents, les carriers et les mineurs, vivant toujours dans les montagnes. Quant à moi encore, je rapporterai que j'en souffre beaucoup à Strasbourg, ville
basse et humide, et qu'en même-temps je n'y suis pas
moins tourmenté d'affections catarrhales, soit du gonflement des membranes muqueuses, depuis celles de la
bouche et des fosses nazales, jusqu'à celles qui tapissent
les voies digestives et urinaires; et que m'étant procuré
à dessein une campagne éloignée de six lieues, et sur un

---

[1] *Cœlii Aureliani, morb. chronic., lib. I, cap.* 1.

sol plus élevé et plus sec (à Benfeld), ce gonflement et ce malaise, accompagnés de flatuosités deviennent moindres, et souvent même sont entièrement dissipés, quels que soient ma boisson et mes alimens; et ces infirmités commencent à reparaître, à deux lieues de distance de la ville, à Fegersheim, et à augmenter à mesure que je m'en rapproche à mon retour : d'où l'on peut conclure avec certitude, 1° qu'il est des constitutions physiques, ou héréditaires, ou acquises, qui font exception à la puissance générale qu'ont tous les êtres vivans de changer, par la voie de la digestion et de la nutrition, en leur propre nature, tous les alimens quelconques, sans en avoir aucune conscience; et ces exceptions appartiennent à ceux qui mènent une vie sédentaire, renfermée, ou qui exercent constamment leurs facultés intellectuelles, aux dépens des autres facultés; 2° que l'exercice musculaire et la jouissance du grand air, ainsi que de la lumière solaire, garantissent en général des spasmes, des flatuosités et des diverses aberrations qui en sont la suite, sans exiger de choix dans les alimens; 3° qu'il existe un rapport manifeste entre l'air humide, surtout froid et humide, et l'altération des tissus, ainsi que des fonctions des membranes muqueuses; d'où il résulte, que le régime des peuples qui passent leur vie au grand air, et dans un continuel mouvement, semblerait être une des premières conditions, pour maintenir l'harmonie des forces vitales, seule propre à préserver des ventuosités et de leurs tristes suites, pourvu que des poussières âcres et irritantes ne viennent pas remplacer les autres causes pathogéniques.

Mais les diverses professions sédentaires, et celles qui

7

tirent leur principal appui de l'exercice continuel des facultés intellectuelles, si nécessaires à l'intégrité de l'état social, ne permettent pas à tous les citoyens de vivre au grand air et dans les champs; et ceux qui se livrent aux travaux intellectuels doivent d'avance faire le sacrifice de leur santé : même les passions, comme la haine, l'envie, l'ambition, la tristesse, l'ennui, la recherche opiniâtre des richesses et des plaisirs, mouvemens inévitables de notre intérieur, sont autant, et peut-être plus, que la culture des sciences et des lettres, qu'ils n'accompagnent que trop souvent, des causes de ces altérations d'équilibre des forces sensitives et motrices, ainsi que du relâchement des liens qui retiennent les gaz, réunis en molécules solides et nutritives : de là la fréquence des spasmes du canal digestif, sa faiblesse, toujours principe des convulsions, et des dégagemens des fluides élastiques incarcérés : de là également la nécessité d'une cure palliative, par laquelle nous sommes forcés de remplacer la radicale, puisqu'il n'est pas au pouvoir de l'homme de changer à volonté la texture primitive du tissu de ses organes. Cette cure consiste naturellement en premier lieu, à mettre la plus grande sobriété dans tous les repas, qu'il ne faut prendre qu'à des heures réglées, de manière à ne les recommencer qu'après que l'on s'aperçoit que la digestion du dernier est tout à fait achevée; et à éviter tous les alimens fermentescibles, en quoi, indépendamment des règles générales, chacun doit connaître, par sa propre expérience, ce qu'il digère facilement et ce qu'il ne digère pas, sans se diriger sur ce que le vulgaire appelle alimens lourds ou alimens légers, ces propriétés étant relatives, et des gelées, ainsi que des fécules, étant bien souvent plus difficiles à digérer et plus venteuses, qu'une nourriture plus lourde en apparence. Un second point très-important, consiste à éviter, autant qu'il est possible, l'air humide, dans ses divers degrés de température, mais surtout dans la température froide, laquelle donne lieu au catarrhe froid, soit aux maladies muqueuses, aiguës et chroniques, et pour que nos tissus lui résistent davantage, de sacrifier chaque jour une à deux heures de son temps à marcher en plein air, sur un plan incliné, plus ou moins vite et plus ou moins loin, suivant que les forces le permettent et sans se fatiguer; car, en fait d'exercice, il ne faut pas moins en régler la qualité et la quantité, d'après la constitution physique d'un chacun; et, quoique l'exercice soit moins convenable après le repas, à l'exception des plus légers, tel que celui du billard, adopté avec raison dans toutes les grandes maisons, il est cependant moins nuisible, d'après mon expérience, que de se laisser aller au sommeil, d'où l'on ne sort que dans un état d'hébétude et d'engourdissement, les voies respiratoires pleines de mucosités, et menaçant de suffocation; et l'exercice, répéterai-je encore, est d'autant moins nuisible après le repas, que l'on a peu mangé; car si, par extraordinaire, le repas a été long et copieux, il faut se garder de l'exercice, et l'on est alors comme ces lourds animaux qui consomment beaucoup, et comme les anciens qui mangeaient sur des lits, c'est-à-dire, que l'on a besoin d'un sommeil tranquille pour digérer. Je ne laisserai pas passer la considération du sommeil, sans dire qu'en général il est nécessaire aux individus dont je parle, et à tous ceux d'une nature faible, sujets aux spasmes et aux convulsions, et que mille fois j'ai dû le bénir dans les accès d'hémicranie, de coliques, et de difficulté d'uriner. Après des souffrances qui me jetaient dans le découragement et l'ennui de la vie, je m'éveillais, ravi de l'activité de tous mes sens et du sentiment de mon bien être, et je me demandais ce qu'étaient devenues, durant mon sommeil, ces flatuosités qui m'avaient tant fait souffrir auparavant. Disons pourtant que l'exercice en plein air n'est pas toujours possible, à cause du froid et de la chaleur, de la pluie, du vent et des brouillards, qu'il faut soigneusement éviter : alors il faut mouvoir ses membres à couvert, fendre du bois, frotter et balayer ses planchers, monter et descendre plusieurs fois ses escaliers, et autres choses semblables : à défaut, j'ai reconnu une utilité réelle, quand le ventre est tendu, à employer pendant vingt à trente minutes les frictions avec la main nue sur cette partie et sur les cuisses, et mieux avec une main étrangère qu'avec la sienne propre.

Un troisième point, si ce n'est curatif (car je le redis encore pour ceux qui croient la médecine plus puissante qu'elle ne l'est, *l'on ne peut à cet égard changer sa destinée*), du moins préservatif et très-palliatif, puisque l'on sait combien facilement les hypocondriaques passent de la tristesse à la joie; un troisième point, disons-nous, c'est d'éviter, autant que la chose est possible, l'ennui et la monotonie, et de tenir ses facultés mentales et corporelles dans un état continuel d'excitation, dût-il même en résulter une tension au-delà du nécessaire; j'affirme que la tension est moins malheureuse que le relâchement. Une douce chaleur, de quinze à seize degrés au-dessus de zéro, dans les appartemens, pendant les saisons froides, est déjà un remède merveilleux dans les maladies dont je parle; puis il faut y joindre la société de personnes aimables des deux sexes, non bruyantes (car dans cette disposition l'on n'aime pas les plaisirs bruyans), qui provoquent doucement l'exercice de toutes nos sensations. Il n'est certes rien de plus dangereux, rien de plus affaiblissant, point de cause plus puissante de ces maladies que l'abus des plaisirs de l'amour, et surtout que l'onanisme, ce dont je pourrais citer un grand nombre d'exemples; mais d'une autre part leur usage modéré peut convenir quand la morale le permet; et, comme le célèbre Barthez l'a déjà fait remarquer, le charme attaché à la présence de personnes vives et spiri- tuelles, qui tiennent le désir en haleine sans espoir de le satisfaire, est très-propre à nous faire oublier le trouble des mouvemens désordonnés de notre vie intérieure. On peut dire encore qu'il est bon de couper de temps à autre son régime ordinaire par de petits repas champêtres ou quelques verres de vin généreux et de couleur attrayante, unis à des chansons joyeuses, qui viennent nous faire oublier temporairement les peines de la vie, toujours plus nombreuses dans cet état maladif, puisqu'à celles qui sont réelles il s'y en ajoute toujours de chimériques. L'oubli des maux est ici la principale médecine, et c'est pour l'obtenir qu'on doit sans cesse se livrer à un travail quelconque, nonobstant que le devoir ne nous y oblige pas; ceux qui vivent à la campagne, et ceux qui exercent un état mécanique ou un ouvrage manuel; les gens de lettres, qui se livrent à une composition quelconque; les uns et les autres retirent de bons effets des voyages, de l'équitation, du séjour à des eaux minérales très-fréquentées, quand l'état de leurs affaires leur permet cette dépense. C'est même sous le rapport de l'oubli des choses désagréables, et sous celui de la tension dans laquelle ils tiennent l'esprit, que la vogue qu'ont obtenue les romans, parmi la plupart des femmes, peut être expliquée et justifiée; les romans historiques, en effet, fondés sur le vrai ou le vraisemblable, peuvent produire cet heureux résultat, sans avoir de trop mauvais effets; tandis que ceux qui ne renferment que du terrible, du mystique et de l'extraordinaire, nous sortent de la nature, et loin de soulager les mélancoliques, amènent les désordres bien plus affligeans encore, dont nous occuperons nos lecteurs à la seconde partie de cet ouvrage.

ARTICLE VIII.

Traitement pharmaceutique.

La médecine diététique, suffit en général pour maintenir intégralement la texture de nos organes, et prévenir temporairement le trouble de leurs fonctions; je n'en ai jamais fait d'autre, quoique je sois le plus souvent dans un état de souffrance, et je tiens que celui qui, par sa raison et son indépendance, sait se procurer de la gaîté, a très-peu besoin de médecins; mais la plupart des hommes ne se contentent pas de ces conseils, et se croiraient perdus, si on ne leur donnait pas des remèdes; il y a d'ailleurs des cas, où ceux-ci sont absolument nécessaires, et nous allons parler de ceux que nous avons reconnus les plus efficaces, savoir : les toniques, les fondans, les anti-spasmodiques, les laxatifs et les émissions sanguines.

J'ai souvent employé, durant le cours de ma carrière médicale, la médication privilégiée du docteur Pomme, savoir : les bains tièdes et les bouillons adoucissans, composés de gélatine de jeunes animaux; mais j'avoue avoir rarement réussi, ou si les malades étaient soulagés, c'était pour en devenir d'autant plus sensibles au moindre stimulus; quelquefois seulement, et lorsqu'il convenait de tenir le ventre libre, comme dans les cas dont il sera question plus tard, le petit lait m'a été utile. Les amers purs et les astringens m'ont paru être ce qui convient le mieux en général, dans cette disposition au spasme; quant aux amers aromatiques, si j'en excepte les fleurs de camomille romaine (*anthemis nobilis*), prises en infusion, et qui font assez généralement un bon effet; les amers aromatiques, disons-nous, tels que les racines de valériane, l'absinthe, et tous les analogues, tant indigènes qu'exotiques, m'ont paru agir comme irritans, et j'ai dû y renoncer, à moins que je ne fusse parvenu à eux, très-insensiblement, en commençant par les espèces les plus faibles, telles que la mille-feuille; et dans un cas de coliques spasmodiques où j'ai administré un verre d'infusion de deux gros de racines de pivoine, j'ai vu arriver la disphagie et des convulsions dans tous les membres. Voici donc ma manière d'employer les amers purs dans lesquels je suis forcé de reconnaître une puissance tonique, c'est-à-dire de ramener à un type régulier les mouvemens anormaux. Je commence par les plus simples et les moins actifs ; je passe successivement aux plantes qui ont un plus grand degré d'amertume, puis aux amers unis au principe astringent, et aux amers aromatiques, d'après l'aperçu suivant : chicorée amère ; sommités de centaurée ; racines de gentiane jaune ; feuilles de ménianthe aquatique ; écorce de saule blanc ; quinquina pur, lequel jouit en même temps de propriétés anti-spasmodiques et anti-périodiques ; quinquina uni à l'écorce d'oranges amères, ou aux fleurs de camomille romaine, en poudre ; infusion de bois de *quassia amara*, à la dose de deux gros dans une livre d'eau bouillante à laquelle on ajoute cinq grains de tartrate, acétate ou citrate de fer, et quelquefois l'écorce d'oranges amères ; infusion dont on prend quatre onces matin et soir. Les bains froids par immersion, tels que les bains de mer, s'associent parfaitement avec ce traitement, quand la température le permet ; mais je ne les ordonne que trois fois la semaine.

Il est ordinaire de voir réunie aux flatuosités une sécrétion abondante de mucus épais, glaireux, filant, nommé *pituite* par les anciens, et qui a quelquefois l'apparence du verre fondu, ce qui continue jusqu'à ce que les membranes des intestins soient rentrées dans l'état normal ; de là, l'utilité des évacuans des premières voies, le soulagement qu'en retirent ces sortes de malades, qui sont si nombreux, et la vogue des médecines des charlatans. Des évacuations modérées sont certainement d'une indispensable nécessité; mais leur répétition (comme Asclépiade, qui n'aimait pas les purgatifs, dont il exagérait les mauvais effets, sans en reconnaître les bons, l'avait déjà fort bien remarqué), leur répétion, disons-nous, amène de nouveaux besoins de purger; c'est pourquoi les purgatifs ne doivent être regardés que comme des moyens secondaires, tandis qu'il faut insister avec persévérance sur ceux capables de prévenir les sécrétions vicieuses. Il est sur ce point plusieurs règles à suivre : la première, de n'être pas trop timide dans les doses des purgatifs, crainte de ne produire que des coliques infructueuses; la seconde, d'éviter l'excès contraire; la troisième, d'unir toujours quelque léger tonique et aromatique à la substance proprement purgative; et c'est dans cette intention que, conduit par l'expérience, j'emploie avec succès la rhubarbe sous la forme suivante : prenez deux gros de rhubarbe concassée et une pincée de semence d'anis ou de fenouil, enfermez-les dans un nouet de linge fin, que vous trempez pendant la nuit dans une tasse d'eau chaude, eau qu'on avale le matin après avoir légèrement exprimé le nouet, et ce qu'on continue tant que l'eau est colorée et amère. Ce médicament et tout autre analogue, ne convient cependant pas aux sujets irritables, et doit être remplacé alors par des purgatifs salins; les eaux minérales, et en particulier l'eau de *Sayd-Schitz*, d'après mon expérience, sont ici d'un grand secours, et j'ai soulagé un grand nombre de personnes par l'usage de cette eau que nous ne pouvons imiter, comme je l'ai fait voir dans un autre ouvrage [1]. En parlant de personnes irritables, nous nous trouvons conduits à une quatrième règle qui est qu'on est assez souvent tenu de faire précéder toute administration de purgatifs, d'une application de sangsues à l'anus, et de quelques prises de petit-lait clarifié pendant trois à quatre jours; l'effet des spasmes et de l'accumulation de mucosités dans les intestins est assez généralement, dans les tempéramens bilieux et sanguins, de produire une pléthore locale dans les vaisseaux hémorrhoidaux, dans ceux des voies urinaires et de l'utérus, qui passe à un commencement d'inflammation par l'application des purgatifs, si ces vaisseaux n'ont pas été désemplis. Une pléthore générale peut même exister quelquefois, ou bien avoir lieu dans le système vasculaire de l'encéphale, qui réagit alors sur les systèmes abdominaux; ce qui établit par fois la nécessité d'une émission sanguine générale, laquelle fait souvent merveille quand on en a saisi l'à-propos, et permet de recourir ensuite avec fruit à l'action des purgatifs. De là les effets salutaires des raisins et des pommes, qu'on observe quelquefois, pour tenir le ventre libre, supérieurs à ceux des médicamens officinaux, mais qui ne conviennent qu'aux ventres secs et échauffés, et dont il faudrait bien se garder d'abuser.

Les remèdes appelés *fondans* ne sont pas à dédaigner, nonobstant le ridicule attaché à leur nom par la patho-

---

[1] *Mémoire sur les eaux minérales froides,* inséré dans le 31ᵉ volume du *Journal complémentaire.*

logie actuelle. Quelle que soit leur manière d'agir et l'é-
tat des viscères, contre lequel on les dirige, toujours est-
il que fort souvent l'expérience prononce en leur faveur,
ce qui doit nous suffire. J'ai vu, dans beaucoup de cas
d'affections hystériques et hypocondriaques, le foie ou la
rate tuméfiés et durs sur l'un des points de leur surface
d'une manière fixe; ou bien, appliquant profondément
mes doigts à l'épigastre, à l'endroit où les malades se plai-
gnaient, j'y ai découvert de la dureté à me faire craindre
une obstruction au pancréas ou au pylore, ce qui était
rendu probable par divers symptômes concomitans : donc,
placé entre la crainte d'une maladie organique qu'il ne
fallait pas irriter, et de l'autre, les inquiétudes des malades qu'il fallait adoucir, je me décidai, il y a déjà
plus de quarante ans, sans y avoir encore aucune confiance, à essayer à petites doses, qui ne pussent pas nuire,
des pillules de deux à quatre grains d'extraits de sapo-
naire, de *taraxacum*, et de treflle d'eau, mélangés avec
le savon officinal, quelquefois avec addition d'un quart
de grain de mercure doux par pillule, pour en prendre
une à deux par jour et augmenter insensiblement la dose :
en même temps, je faisais couvrir la partie enflée et dou-
loureuse d'une large emplâtre de dyachilon gommé, épais
de deux à trois lignes, et je restais en observation. Cette
médecine, aidée d'un régime convenable, a plusieurs
fois surpassé mes espérances; depuis plus de quarante
ans que je la mets en pratique, elle m'a appris à ne pas
croire, avec trop de promptitude, à l'existence des maladies organiques de ce genre, et à ne pas toujours en
désespérer.

L'on n'a pas moins tort de mépriser les remèdes dits anti-spasmodiques, parmi lesquels le musc, le castoréum, le camphre, l'assa-fœtida, l'esprit volatil de corne de cerf, les éthers, les eaux cohobées de fleurs d'oranger et de tilleul, l'eau de laurier-cerise, et surtout l'opium, tiennent le premier rang. Je ne pourrais douter, l'ayant étudié autant sur moi-même que sur les autres, de la propriété qu'a la puissance sentante et motrice de se concentrer sur un certain point, abandonnant, pour ainsi dire, les autres parties; cette concentration est ce qui produit le spasme; et le rétablissement de la puissance dans une égalité de répartition par tous les organes, est ce qui produit la solution du spasme. Ces choses ne se voient pas, mais leur existence est prouvée par les phénomènes suivans: 1° par la faculté que nous avons de déplacer le spasme, en le faisant naître ailleurs; ainsi j'ai suspendu, un grand nombre de fois, de violentes douleurs de colique, par l'application de vésicatoires ou de sinapismes, ou de ventouses échauffées avec de l'étoupe sur le ventre ou à son voisinage, et de violens accès d'asthme qui menaçaient d'une suffocation prochaine, par les mêmes moyens appliqués sur la poitrine, ou à ses environs; 2° une forte préoccupation d'esprit, une sensation très-agréable ou très-pénible, un accès de passion violente, d'horreur, de terreur, de dépit, de colère, d'amour, de joie, de chagrin inattendu, font cesser subitement le spasme le plus fort, et en empêchent le retour pendant toute leur durée; 3° la fatigue du corps, la marche, surtout dans les lieux montueux, par un beau temps, rétablissent tellement la vie des intestins dans l'ordre normal, qu'on ne s'aperçoit plus alors qu'ils aient été malades, et qu'on peut impunément user des alimens les plus flatueux, ce qui dure jusqu'à ce qu'on ait repris des occupations sédentaires; 4° les maladies dont le système sensitif ou nerveux paraît être le principal siége, et qui se terminent par des sueurs critiques (celles d'expression sont loin d'avoir le même effet), ne déplacent pas moins le spasme pendant toute leur durée; ainsi, dans les mois de novembre et de décembre 1827, j'ai été saisi d'une fièvre nerveuse qui a fortement alarmé ma famille, durant laquelle les fonctions circulatoires, respiratoires, digestives, sécrétoires et excrétoires étaient extrêmement languissantes, et où il ne me restait que l'énergie cérébrale, qui semblait, au contraire, avoir augmenté, au point de me permettre de me livrer à de bonnes compositions, et de prédire à jour fixe une crise; cette crise arriva, en effet, par une sueur profuse qui continua plus d'un mois de temps, et qui augmenta de plus en plus mon état de faiblesse; mais les vents et les coliques dont j'avais souffert auparavant et qui m'étaient habituels, cessèrent d'eux-mêmes, dès le premier jour de ma nouvelle maladie, ce qui rendait mon état plus agréable, et leur retour me donna le signal d'une entière convalescence. Or, l'opium, le divin opium, remplace à lui seul toutes ces favorables conditions qu'il n'est pas toujours en notre pouvoir de nous procurer, et à peine touche-t-il les parois intérieures de l'estomac et des intestins, que le spasme est rompu, et que la faculté sentante et motrice, qui s'était concentrée, devient diffuse et répandue également par tout le corps; le ventre devient souple, les vents sortent sans efforts ou sont absorbés, les urines coulent, l'appétit et la gaîté renaissent. L'opium est, parconséquent, le premier des anti-spasmodiques, et c'est sur lui qu'il faut particulièrement compter. On en augmente la dose successivement et suivant la nécessité, en commençant par un demi grain; j'en ai fait prendre jusqu'à quarante-huit grains par jour, avec un plein succès, et sans qu'il eut plus provoqué le sommeil, que cela n'arrive dans le tétanos. Les autres anti-spasmodiques, quoique je ne les condamne pas, et les succédanés du suc de pavot d'Orient, comme les extraits de nos pavots, de jusquiame et de laitue, l'eau de laurier-cerise, etc., ne sont que des mirmidons auprès de l'opium, et doivent tout au plus être regardés comme des auxiliaires ou des accessoires, auxquels l'habitude à une forme de remède, qui en amoindrit les propriétés, et les autres bizarreries des malades, obligent quelquefois un médecin instruit d'avoir recours, sans qu'il se méprenne d'ailleurs sur les nuances qui distinguent chacune de ces espèces, qui, quoique placées dans une même classe pour en faciliter l'étude, ont néanmoins chacune d'elles leur manière d'agir particulière.

Nous avons pu jusqu'à présent établir une thérapeutique des maux que nous avons considérés, d'après les causes et les effets; nous avons fait voir que les flatuosités, quoique existant par elles-mêmes, doivent leur manifestation à la débilité organique et ensuite aux spasmes toujours compagnons de la débilité, et que c'est à ces états morbides qu'il faut s'attacher plutôt qu'aux flatuosités, lesquelles ne doivent leur liberté qu'à la marche anormale de la vitalité; mais quelles seront nos ressources dans la quatrième espèce, où, non-seulement les gaz se sécrètent et se filtrent dans la cavité intestinale, où souvent ils sont retenus, mais encore se dégagent dans toutes les cellules des tissus membraneux et parenchymateux, ainsi que dans les vaisseaux sanguins et lymphatiques? Nous n'avons aucune histoire des commencemens de cette terrible maladie, que presque toujours le hazard n'a présenté que vers son issue fatale, ou qui ne s'est offerte qu'à des yeux peu éclairés; si cependant je ne me trompe pas dans mes conjectures, je pourrai établir comme vraisemblable que cette quatrième espèce a commencé par les états morbides précédens, dont elle n'est que le complément. Je la suppose le premier degré de cette dissolution qui va rendre le corps à sa forme de fluides élastiques primitive, et si cette idée est juste, l'on m'accordera que c'est encore par les moyens qui rattachent les gaz à leurs affinités vitales, par l'usage du grand air, de la lumière solaire, par les exercices du corps proportionnés à sa faiblesse, par des alimens, des boissons, et même des médicamens toniques et incitans, qu'on parviendra à la prévenir. Je ne puis m'empêcher de voir, comme je m'en suis déjà expliqué, une image de ce commencement de décomposition dans le scorbut, maladie particulière, où apparaissent si subitement des tumeurs de dimensions différentes, qui repoussent avec une extrême promptitude aussitôt après qu'on les a retranchées; force végétative qu'on ne saurait déduire que de la force expansive des fluides élastiques dégagés, puisque d'ailleurs toutes les forces vitales sont dans l'état le plus languissant ; et d'après ces principes, ce serait se montrer peu connaisseur des causes que de ne savoir appliquer à ces tumeurs qu'une opération chirurgicale , vue étroite et le plus souvent malheureuse ! Tandis qu'il faut remonter l'état défaillant qui leur donne naissance, et qui les renouvellera jusqu'à parfaite et entière dissolution cadavérique : on ne peut guère se flatter d'y réussir complétement , mais si quelque médication peut nous y conduire, c'est certainement le régime dont nous venons de parler et qui a toujours été fort utile dans les deux premiers degrés du scorbut, savoir : faire coucher les malades dans des appartemens élevés, très-éclairés, spacieux, à un air libre, chaud et sec ; leur faire faire du mouvement selon leurs forces , comme il a déjà été dit, ou le remplacer par des frictions sèches ; les vêtir convenablement suivant la saison, et les entretenir dans la plus grande propreté ; charmer leurs ennuis et leurs craintes, par l'espoir de la guérison , par des nouvelles et des lectures agréables ; les nourrir avec discrétion de bons alimens, de pain bien cuit, de viandes rôties, de bons bouillons, de chairs de tortue et d'huitre, lorsqu'on peut s'en procurer ; et pour la boisson, du vin vieux de Bordeaux rouge (comme étant celui où les parties constitutives du vin sont en plus juste proportion), et de l'eau la plus pure. En fait de médicamens, les anti-scorbutiques, proprement dits, d'abord les sucs dans du bouillon chaud, puis le sirop, ensuite le vin, me semblent convenir parfaitement ; et l'on termine la cure par les préparations de quinquina et l'élixir de vitriol de

Mintzig. Sous cette médication, ces tumeurs, si nous ne nous sommes pas trompés sur leur cause, doivent disparaître peu à peu, comme l'on voit les excroissances vénériennes disparaître sous l'administration du mercure : du moins ne connaissons-nous rien de mieux, et les autres traitemens ont-ils été jusqu'ici sans efficacité. Malheureusement cette quatrième espèce ne s'est observée, en général, que chez les sujets cacochymes, réduits à l'indigence, et obligés de vivre du travail de leurs mains, par conséquent dans l'impossibilité de suivre aucun régime, ne demandant des secours que lorsqu'ils se trouvent réduits à l'extrémité, c'est-à-dire, à une époque où l'on ne peut plus exercer que la médecine des symptômes : triste nécessité qui s'opposera encore bien long-temps au perfectionnement de la médecine !

Ici se terminent mes considérations actuelles sur les gaz et les flatuosités du corps humain dans leurs effets les plus sensibles. J'en ai assigné quatre sources : l'air atmosphérique ; les gaz résultant d'un commencement de fermentation des alimens ; ceux qui sont sécrétés et excrétés par les membranes muqueuses et autres organes ; ceux enfin qui résultent d'un commencement de disgrégation vitale. Dans toutes ces expositions, j'ai fait la part de l'affection des tissus, et je n'ai point émis une théorie stérile ; mais sous quelque rapport qu'on considère ma pathologie, la thérapeutique dont je me sers est déjà déduite d'une heureuse expérience. En remettant en valeur une antique opinion, je n'ai point prétendu me faire valoir par l'attrait d'une nouveauté ; mais, vieilli dans la recherche des causes et de la formation des maladies, je me suis attaché à fixer l'attention sur un point trop négligé, quoique patent à tous les yeux : certes, la vie a des lois très-distinctes de celles des corps inorganiques : toutefois, s'il ne faut pas faire de notre corps ni une officine de pharmacien, ni un laboratoire de chimie, il ne faut pas non plus s'imaginer qu'il est composé d'élémens étrangers, et qu'il n'a rien de commun avec les agens qui sont les objets des études des physiciens, et se contenter de mots, plutôt que d'approfondir les choses. A tout bout de champ, par exemple, le vulgaire des médecins, comme les habitans des salons, appellent maux de nerfs tous les maux qu'on ne conçoit pas; et pourtant, après les névroses et les névralgies les plus longues et les plus saillantes, si l'on en excepte quelques cas rares de compression organique de quelque branche ou filet du système nerveux, la nécropsie ne fait rien remarquer d'extraordinaire dans ce système, ce qui fait que tantôt on accuse la tête, tantôt le centre épigastrique; ces maux justifient donc la nécessité de nouvelles recherches, malgré les travaux de Tissot, de With, de J. P. Frank, etc., pour les comprendre, les guérir ou les prévenir. Ces recherches ne sont pas moins nécessaires, à mon avis, dans les affections traitées au mémoire suivant, où le système sensitif est en présence de l'être encore plus énigmatique, dont les propriétés font voir une nature différente de celle de la matière, et je m'y trouve heureusement amené par tout ce qui précède.

DEUXIÈME PARTIE.

RECHERCHES SUR LES CAUSES ET LA FORMATION DE DIFFÉRENS CAS D'ABERRATION ET DE PERVERSION DE LA SENSIBILITÉ, ET SUR LES EFFETS QUI S'EN SONT SUIVIS.

ARTICLE PREMIER.

Analogie de ces maladies avec celles du mémoire précédent.

Dans le mémoire précédent, j'ai essayé de commencer d'offrir à mes lecteurs le spectacle imposant du cercle sans cesse en mouvement de notre univers visible, si bien décrit par Becher, dans sa physique souterraine [1]. J'ai tenté de détourner un instant leur attention de ces matériaux isolés, auxquels nous sommes bien forcés de nous arrêter, pour la porter vers cet ensemble de phénomènes qui nous enseignent que tout est animé, et que la *mort* n'est qu'un état relatif. La distinction de tous les corps

---

[1] J. Joachin., ann. 1670.

S *

de la nature, en organiques et inorganiques, n'est elle-même probablement que relative : en effet, tout est en mouvement, tout change et se renouvelle, et la pesanteur, par la pression continuelle qu'elle exerce, est elle-même un mouvement. Pense-t-on que les métaux et les pierres ne se renouvellent pas, et que les mines de fer, de cuivre, d'or et d'argent ne seraient pas épuisées, depuis qu'on les fouille, depuis qu'on fait un usage habituel de ces métaux, et leurs particules détachées par le frottement, ne se réunissent-elles pas pour former de nouveaux filons? Le sel minéral, la terre calcaire, la silice, etc., ne se reproduisent-ils pas; et tandis que des montagnes s'affaissent, d'autres montagnes, d'autres îles ne s'élèvent-elles pas? Ici, le feu ou le principe de la chaleur, le feu central, âme des volcans, paraît exercer la principale puissance, et faire les fonctions de principe vital parmi les êtres que nous nommons inorganiques; pensée due au grand Boerhaave, et qu'il a exprimée par les vers suivants :

Ignis ubique latet, naturam amplectitur omnem;
Cuncta parit, renovat, dividit, urit, alit.

Mais il est évident que le feu ne saurait convenir à des êtres aussi délicats, aussi destructibles que les corps organisés, et que leur vie devait être attachée à la présence d'un autre principe plus analogue aux élémens primitifs dont ils sont composés et auxquels même le fluide dit *électrique* ne convenait pas d'avantage. Ceux même qui ont examiné l'électricité du gymnote et de la torpille, dans l'espoir d'en tirer des inductions précises pour le système physiologique qu'ils avaient adopté, sont forcés de convenir « que l'électricité animale est beaucoup plus faible que l'électricité ordinaire, qu'elle a peu d'analogie avec l'électricité voltaïque, qu'il est probable que l'on reconnaîtra un jour qu'elle est d'une espèce particulière et distincte ; qu'enfin elle ne réside que dans les conducteurs imparfaits qui forment les organes des animaux (les nerfs), sans qu'il soit nécessaire de chercher la cause des phénomènes de ce genre, dans la présence d'un fluide particulier [1]. » Cette transmission, du reste, n'est qu'instantanée, ne se montre que quand l'animal est irrité, et paraît être l'arme défensive de ces poissons, comme l'étincelle électrique fournie par certains hommes paraît dépendre d'un état de maladie.

Qui n'a pas vu des reptiles coupés en plusieurs morceaux, et chaque tronçon se mouvoir, quoique l'animal fût bien mort ? Qui n'a pas appris qu'une grenouille écorchée avec ses nerfs cruraux à découverts, soumise à l'influence galvanique, saute hors du vase où elle est plongée, et que cependant la grenouille ne vivra plus; que le tronc d'un décapité, soumis à la même influence, ou simplement à un irritant mécanique introduit dans la moëlle épinière, fait d'horribles mouvemens, et que néanmoins c'en est fait de l'individu ? Qui n'a pas ouï parler de ces quadrupèdes ovipares, habitant des eaux

---

[1] Voir la relation de quelques expériences sur la torpille, par sir Humphry Davy, dans le cahier de juin 1829, de la *Bibliothèque universelle; physique,* pag. 99 et suiv.

douces, qui gèlent avec l'eau pendant l'hiver, et prennent le mouvement au printemps; de ces chauves-souris suspendues en chapelets aux voûtes des cavernes durant la saison morte, dont on coupe impunément les ailes membraneuses, comme à des êtres inanimés, et qui plus tard, effraieront les femmes et les enfans par leur vol importun? Ces arbres et arbustes qui se laissent transplanter et transporter comme des corps inertes d'une hémisphère à l'autre; ces bois et ces bosquets dépouillés, images d'un sommeil profond, vous les voyez dans une autre saison parés, à des époques réglées, de feuilles, de fleurs et de fruits. Eh quoi, ces graines de vers à soie, que vous aviez oubliées en automne, comme toute autre graine, dans un tiroir de votre table, que vous trouvez remplies au mois d'avril d'êtres animés, ne vous enseignent-elles pas que le principe de la vie des êtres organisés ne saurait consister ni dans le mouvement, ni dans la chaleur (quoique celle-ci y contribue), ni dans l'exercice de certaines fonctions, ni dans la présence de certains organes, et ne devrez-vous pas élever votre esprit plus haut que cet estomac, ce foie, cette rate, ce cœur, ces poumons, ce cerveau, soumis au tranchant de vos instrumens? C'est pourquoi, désirant faire partager mes inspirations à ceux qui n'ont appris de leurs maîtres qu'à ramper terre à terre, je reviendrai encore plusieurs fois sur le même sujet. Mais celui dont la pensée embrasse toutes ces merveilles, l'homme, dont la première étude devrait être de se bien connaître, ne fait-il que partager, avec tous les individus du règne auquel il appartient, les mêmes attributs vitaux? La seule *intuition* dont je viens de parler, et que les autres êtres ne possèdent pas, prouve tout le contraire, prouve qu'il est en lui un autre principe entièrement distinct par ses propriétés, qui a des rapports avec les choses du dehors, par l'intermède du principe qui constitue la vie, et qu'il fallait étudier auparavant, pour concevoir ces rapports et leurs résultats; ce qui fait passer naturellement de l'ordre physiologique, à un autre ordre appelé *psycologique.* Il ne saurait, en effet, échapper aux observateurs un peu profonds, que deux sortes de propriétés sont naturelles à l'homme : la première est de s'abstraire ou de rentrer dans son *subjectif;* la seconde, fruit de la première, et qui en découle nécessairement, est de se créer des images en tout genre, et d'en parer son existence extérieure ou *objective.*

Les maladies dont je vais m'occuper maintenant sont communément attribuées à la puissance de l'imagination, et l'on me demandera ce que l'imagination a de commun avec la pneumatologie humaine? Mais, comme nous venons de l'insinuer, nous partons d'un point qui jusqu'ici n'a été contesté que par ces esprits qui se plaisent à errer hors du domaine de la raison, savoir : *Que cette faculté de notre être intellectuel n'est alimentée que par la sensibilité, c'est-à-dire, par l'impression qu'elle reçoit des objets extérieurs, ou des mouvemens organiques intérieurs, ainsi que des idées ou affections nées à l'occasion de ces impressions, ou reproduites par la mémoire, d'où résultent une image ou des assemblages d'images.* Sans doute l'imagination réagit à son tour sur la sensibilité ou sur la propriété que nous avons

de percevoir les objets; mais cette propriété est en première ligne, et de même que le sens de la vue ne peut
nous donner une juste idée des objets soumis à son action, s'il y a perversion ou altération dans les membranes
et les humeurs que les rayons visuels doivent traverser
pour parvenir à la rétine, de même l'intelligence ne re-
çoit-elle que de fausses images, si de prime abord la sensibilité est pervertie; et ne s'attacher qu'à l'imagination
pour la médecine des maladies dont nous allons parler,
ce serait agir comme celui qui, dans une cataracte, etc.,
irait chercher à guérir la rétine, sans penser au cristallin.
Mais nous avons vu que la sensibilité, quelles que soient
sa source et son essence, avait la plus grande part dans
les maux, qui ont fait le sujet du mémoire précédent,
puisqu'elle est la voûte de la vie, et je la retrouve ici n'é-
tant pas moins affectée, pas moins concentrée vicieuse-
ment sur des points particuliers, et, par conséquent, y
produisant le phénomène du spasme; je vois les flatuosités et les accidens qui constituent l'hystérie et l'hypocondrie, accompagner pareillement les diverses vésanies;
l'on peut donc, sans abuser de l'analogie, trouver de la
ressemblance entre ces diverses maladies, sans compter
qu'un spéculateur moins réservé que moi, après avoir
reconnu le fait de notre organisation gazeuse, pourra
peut-être en déduire une explication plus hardie de la
mystérieuse composition de cet être privilégié de la
création, qui porte le nom d'*homme*.

Quelles que soient au surplus les explications qu'on
veuille donner, il sera toujours très-avantageux de voir
réunis en un seul tableau tant de phénomènes si opposés

à la règle ordinaire, qui font le malheur de tant d'individus, et la désolation des sociétés humaines, autant pour les dépouiller de ce qu'ils ont de merveilleux et de surnaturel aux yeux des ignorans, que pour tâcher de les prévenir après en avoir dévoilé la cause. Peut-on en effet observer avec indifférence, sans chercher à s'en rendre raison, cet état particulier à certains individus, si opposé aux résultats des sensations de tous les autres hommes, qui leur fait trouver des charmes à la laideur, qui suspend en eux le sentiment de la faim, de la soif, du froid et du chaud; qui les isole, malgré l'intégrité des sens de la vue, de l'ouïe, de l'odorat et du toucher, de toute relation avec les objets extérieurs; qui les rend insensibles aux plus cruelles souffrances, lesquelles arracheraient la vie à tout autre homme, qui, même leur fait trouver du plaisir dans la douleur; qui, dans toutes les sectes, a fourni des martyrs, suivant avec joie leurs bourreaux, loin de chercher à leur échapper; qui, faisant prendre des préjugés absurdes ou des opinions populaires pour des réalités, a produit des maladies mortelles, ou qui, se concentrant fortement vers un désir, a suspendu temporairement la puissance de la mort; qui, réunissant en un point unique le passé à l'avenir, fait parler les muets, donne de la faconde et de l'éloquence aux individus les plus grossiers, les fait prophétiser et leur fait souvent rencontrer juste; qui change les traits du visage et même la stature, maigrit, remplit, affaisse les yeux ou les rend brillans et saillans, salit la peau d'une couleur terne, ou lui rend son incarnat, donne au corps les apparences de grandeur augmentée, ou de diminution, etc.! hallucination [1], manie, folie, fanatisme, tant qu'on voudra, mais les noms n'expliquent pas la chose et ne la guérissent pas; mais ils n'ont pas arrêté les persécutions dont les monomanes ont été l'objet, même du temps du polythéisme, qui, par exemple, ont condamné Socrate à boire la ciguë; qui, depuis l'origine du christianisme, ont fait couler tant de sang, détruit tant de villes et de campagnes et allumé tant de bûchers; qui, tandis qu'elles ont continué dans d'autres climats moins heureux, n'ont commencé à cesser en France que sous un ministre éclairé, le célèbre Colbert, qui a honoré le règne de Louis XIV, par l'ordonnance du mois de juillet 1682 [2], où le métier de la devination est qualifié « de vaine profession, et ceux qui l'exercent sous le titre de devins, de magiciens et de sorciers, de corrupteurs de l'esprit des peuples, d'impies, de sacriléges, etc.; » professions, croyances, qui néanmoins ne furent jamais éteintes, et que nous voyons habituellement se réchauffer sous le déguisement du mysticisme, du magnétisme et du somnambulisme.

Il serait trop long d'entrer dans tous les détails de ce qu'on a attribué au pouvoir de l'imagination ou à celui

---

[1] L'hallucination peut être le premier degré de la folie, mais elle n'est pas encore la folie, comme l'ont prétendu quelques auteurs. Ainsi que je l'ai démontré dans mon *Traité du délire*, le simple halluciné revient à lui quand on lui fait sentir son erreur; le véritable fou ne revient pas, car il n'a pas la perception de ce qu'on lui dit.

[2] *Mémoires de l'abbé d'Artigny*, tome V, pag. 154.

des passions, qu'elles soient expensives ou excitantes, oppressives ou débilitantes. Car les livres et les traditions ne sont remplis que de récits merveilleux, les uns inventés de toutes pièces, dans un dessein quelconque, les autres, offrant quelque chose de vrai, mais défigurés ou exagérés ! Qui de nous, d'ailleurs, s'il y a fait attention, n'a pas éprouvé dans le cours de sa vie, quelques-uns des effets de ces manies temporaires, de la colère, par exemple, durant laquelle il n'a ni vu ni entendu, ni senti les atteintes d'un corps tranchant, piquant ou contondant, par lequel le sang a coulé et dont il ne s'est aperçu que dans le calme ; de la frayeur qui détend toutes les fibres, crée mille fantômes, et donne naissance à ces terreurs paniques qui précipitent les armées les plus courageuses ; de l'amour qui impose silence aux besoins les plus pressans, et fait oublier la conservation de sa propre vie ; de l'envie qui couvre de son affreux venin les actions les plus généreuses, et dépouille le crime de tout ce qu'il a de plus odieux ! Mais, laissant ce qui a déjà été dit mille fois, je vais prendre mon texte sur des sujets vraiment extraordinaires et dignes de pitié, qui se sont presque montrés de notre temps, savoir : 1° sur la secte des *convulsionnaires* dont les atroces exercices ont duré à Paris pendant trente-cinq ans, depuis le mois de mai 1727, jusqu'au mois d'août 1762, et se sont répandues dans plusieurs lieux sur les rives du Pô et de l'Adige, en même-temps qu'en France, où leur plus horrible scène, savoir, le *crucifiement,* était encore répétée dans quelques communes, notamment à Ferrain, dans l'arrondissement de Trévoux, en 1810, époque où feu mon savant ami M. Sausset, alors sous-préfet de cet arrondissement, qui avait été chargé d'examiner le fait par lui-même, m'en a communiqué le procès-verbal; 2° sur des faits non moins extraordinaires fournis par les procédures du tribunal dit *du saint office*, attestés par des milliers de témoins; 3° sur la croyance aux vampires et aux diableries, qui déshonorent encore plusieurs peuples nos contemporains; 4° sur les phénomènes bien étonnans de ces deux états connus sous les noms d'extase et de somnambulisme : ce dernier divisé en somnambulisme réel et spontané et en somnambulisme provoqué. Mon but n'est pas de contenter une vaine curiosité; mais après avoir exposé des anomalies aussi remarquables sur lesquelles on a cru avoir tout dit, en les appelant *folies*, je veux essayer d'en assigner les causes physiques et morales, ensuite les moyens de préservation et de guérison.

Mais n'oublions pas de dire, avant de commencer cette narration, que les faits qu'elle renferme ne sont qu'une répétition de ce qui s'était déjà passé plusieurs fois (car je ne sais trop où nous pourrons trouver quelque chose de nouveau); que bien long-temps avant l'ère actuelle, on voyait dans l'Inde, suspendus à des rochers ou à des colonnes par des crocs qui entraient dans leurs chairs, des bonzes et autres visionnaires qui passaient avec joie des années entières dans cette cruelle attitude. De même Alexandre dit le Grand rencontra, sur les bords de l'Indus, de prétendus philosophes qui raisonnaient comme les disciples de Warther Lolhard, brûlé à Cologne, en 1315, et ceux de Wiclef, si nombreux au quatorzième siècle,

prédécesseurs de réformateurs plus heureux, et qui s'intitulaient les frères du *libre esprit*, dont on lit, dans les anciens écrits, le détail des folies que plus tard le monde étonné, en raison de son ignorance, a regardées comme des effets de nouvelles causes. Ainsi voyons nous déjà, dans le traité de Jamblique dit le Pythagoricien, sur les mystères des Égyptiens, des Chaldéens, des Assyriens, et sur les doctrines de Porphyre, de Proclus, de Psélius et de Mercure Trismégiste, cet auteur assurer que «les
» inspirés ne vivent plus de la vie des animaux, car plu-
» sieurs d'entre eux s'étant approchés du feu ne brûlent
» pas, parce que le dieu qui les pénètre repousse le feu;
» ou s'ils brûlent, ils ne le sentent pas, comme ils ne
» sentent pas non plus ni les piqûres, ni les coupures,
» ni aucun genre de tourment; leurs actions ne sont pas
» de l'homme, car ils passent partout sans qu'on les voie,
» et ils pénètrent impunément à travers les flammes et
» les rivières, comme le ferait une prêtresse de la Cyré-
» naïque; ils prédisent l'avenir et sont agités diversement
» suivant le Dieu qui les inspire; de là, les uns se meu-
» vent avec rapidité ou de tout leur corps, ou de quel-
» ques-uns de leurs membres, ou restent pendant long-
» temps dans une immobilité parfaite; ceux-ci chantent
» de petites chansons qu'ils composent; ceux-là restent
» muets; ceux-ci s'alongent, et leur corps paraît être de-
» venu plus long; ceux-là paraissent être tout-à-coup
» devenus plus gros; il y en a qui paraissent être trans-
» portés dans les airs d'où ils retombent ensuite; ils font
» entendre différentes voix, et entonnent successivement
» tous les tons; leur âme semble se reposer, et un Dieu

» en avoir pris la place [1]. » Voilà donc déjà, dans un temps très-éloigné de nous, des fanatiques qui étaient insensibles aux souffrances corporelles, comme les monomanes dont nous allons parler; la doctrine de Porphyre et de Psélius sur les démons, ou intelligences inférieures de Platon, consignée dans le même livre, mais dont nous ferons grâce à nos lecteurs, ne se trouve pas moins renfermer toutes les rêveries auxquelles l'on a long-temps ajouté foi, et qui ont fait condamner des milliers de malheureux par les tribunaux de l'inquisition. Quelques années plus tard, ses bûchers n'eussent pas moins été allumés en France pour les insensés dont je vais parler, d'après les témoins les plus dignes de foi, insensés qu'on se contenta pour lors d'emprisonner, par la raison que les lumières de la civilisation avaient déjà fait d'assez grands progrès dans ce royaume.

ARTICLE II.

Faits singuliers et incroyables, anciens et modernes, qu'on ne saurait expliquer par nos connaissances médicales usuelles.

D'un côté, le malheur des temps, prolongé depuis plusieurs siècles, et la corruption des grands de tous les ordres de l'état; de l'autre, des idées de réforme et de

[1] Jamblichus, *de Mysteriis et in cap. miracula multa fiunt a prophetis, pag.* 56 *et seq. Genevæ,* 1507.

rigorisme, nées du sein même de cette religion, souvent mal entendue, il est vrai, mais dans laquelle seule les malheureux, les opprimés et les hommes de bien peuvent puiser des consolations; les exagérations des solitaires de Port-Royal, des *jansénistes*, des *quiétistes*, des *molinistes*, et de plusieurs autres dissidens des principes reçus : tous ces élémens opposés produisaient une fermentation sourde, qui restait comprimée par le parti dominant, jusqu'à ce que la manifestation de quelques étincelles la fît éclater. L'austérité, les vertus et la charité qu'exerça pendant sa vie le diacre Paris, dont le rigorisme fut tel que d'avoir refusé la prêtrise, par humilité, donnèrent lieu à cette étincelle. Sa mémoire n'en avait été qu'en plus grande vénération, et tandis que les restes des orgueilleux titrés sont oubliés une fois qu'ils sont rendus à la terre, ceux de Paris attiraient journellement à son tombeau, placé dans le cimetière de Saint-Médard, une foule de personnes des deux sexes et de tout rang; les unes ses partisans, les autres simplement amenées par la curiosité. Au mois de mai 1727, huit à dix jeunes filles furent atteintes de convulsions sur ce tombeau, et la contagion ayant fait des progrès, il se passa à peine deux années que plus de huit cents individus présentèrent le même spectacle. Ces *inspirés* éprouvaient, les uns de violentes agitations, faisaient des mouvemens extraordinaires, des sauts, des tours de force; les autres hurlaient, poussaient des cris étranges, imitaient l'aboiement des chiens ou le miaulement des chats. Bientôt s'opérèrent des guérisons miraculeuses sur ce tombeau, et le don de prophétie fut accordé aux adeptes!

Mais les principaux miracles furent l'insensibilité et l'espèce de plaisir qu'éprouvaient les convulsionnaires aux tourmens qu'ils se faisaient infliger, sous le nom de *grands secours*, par d'autres fanatiques, qui croyaient pieusement pouvoir et devoir être barbares : «Les jeunes » filles convulsionnaires appelaient les coups, les mauvais » traitemens, et demandaient les supplices comme un' » bienfait; elles voulaient être battues, torturées, mar- » tyrisées; il semblait que l'exaltation du cerveau avait » produit une révolution totale dans le système sensitif, » tant la douleur la plus vive avait pour elles les attraits » de la volupté! Elles se faisaient frapper à tour de bras » et à coup de bûches, sur le dos, sur les épaules et sur » le ventre : l'une d'elles (disent deux témoins oculaires » irrécusables, les médecins Hecquet et Morand), rece- » vait cent coups de bûches sur la tête, sur le ventre, » sur les reins; une autre se couchait tout de son long » sur le dos, on étendait sur elle une planche, et sur » cette planche se plaçaient plus de vingt hommes; une » autre, ayant les jupes garottées, les pieds en haut, la » tête en bas, restait long-temps dans cette attitude. » D'autres avaient le sein couvert, et on leur tordait les » mamelles avec des pinces, jusqu'au point de fausser » les branches. Jeanne Mouler, qui n'avait pas atteint sa » vingt-troisième année, se faisait donner cent coups d'un » lourd chenêt qui, à chaque fois, s'enfonçait fort avant » dans son estomac; pendant qu'elle était si rudement » frappée, la joie sur le visage, elle s'écriait : *Ah! que* » *cela est bon! ah! que cela me fait du bien! mon frère,* » *redoublez encore vos forces, si vous le pouvez!* On en

» voyait qui se faisaient frapper toutes les parties du
» corps à grands coups de marteau, et percer à coups
» d'épée, etc. ; mais l'œuvre la plus méritoire consistait
» dans le *crucifiement :* une jeune fille, étendue sur une
» planche, s'y faisait clouer les pieds et les mains : sœur
» Rachel, fille âgée de trente-cinq ans, se laissa clouer
» les pieds et les mains sur des planches croisées, et dé-
» clara qu'elle était crucifiée pour la seconde fois; ainsi
» clouée, elle disait qu'elle faisait *dodo ;* elle se fit en-
» suite poser dans un sens vertical, où elle resta long-
» temps, puis on la décloua, et elle ne perdit que peu
» de sang. Une autre fille, à peu près du même âge,
» sœur Félicité, déclara qu'elle allait subir le crucifie-
» ment pour la vingt-unième fois : elle s'étendit sur deux
» planches croisées horizontalement l'une sur l'autre, et
» on lui enfonça, dans les pieds et dans les mains, des
» clous de cinq pouces de long, qui pénétrèrent fort avant
» dans le bois; en cet état, elle conversait avec les assis-
» tans : bientôt elle demanda qu'on lui perçat la langue,
» et on la lui perfora avec la pointe d'une épée; puis
» elle voulut qu'on la lui fendît, elle fut obéie. Au bout
» d'un temps assez long, on lui arracha ses clous et elle
» perdit environ trois palettes de sang; elle fut encore
» frappée violemment sur diverses parties de son corps,
» puis on lui banda ses plaies. Pendant cette scène, sœur
» Sion, âgée de soixante ans, reçoit le secours de la
» *bûche,* se fait *presser,* c'est-à-dire, comprimer violem-
» ment avec des sangles tirées de part et d'autre avec
» effort, et torturer dans tous les sens; et une jeune et
» jolie femme, sœur Suzanne, est foulée aux pieds durant

» ses convulsions, par son mari, qui marche, avec un
» zèle extraordinaire, sur ses bras, sur ses mains, et la
» pique, aux endroits qu'elle indique, avec la pointe
» d'une épée, etc. Plusieurs d'entre ces femmes, se
» croyant, d'après cette puissance de résister aux maux
» physiques, inspirées par l'esprit divin, prêchaient, di-
» saient la messe, imposaient les mains, baptisaient et
» prophétisaient [1]. » Ce n'était pas, au reste, seulement

---

[1] Voyez les écrits du temps : *Naturalisme des convulsions; Coup-d'œil en forme de lettres sur les convulsions; Nouvelles ecclésiastiques; Voyage littéraire de Jordan; Bastille dévoilée, etc.*

Un fait semblable, qui a eu lieu en Italie, est très-remar-quable, et il a d'autant plus d'authenticité, qu'il a été observé par une ville entière, et par le chirurgien en chef de l'hôpital où la victime a été transportée, le docteur Ruggiéri : c'est celui du cordonnier Mathieu Lova, qui, après s'être coupé, dans un premier acte de sa folie mystique, les parties géni-tales, et les avoir jetées par la croisée, et après avoir guéri de sa blessure, résolut de consommer son sacrifice en mourant sur la croix comme le Rédempteur. Il mit deux ans à tout préparer, puis il se couronna d'épines dont trois ou quatre pénétraient dans la peau du front, puis s'étendit sur une croix qu'il avait faite, y fixa ses pieds l'un sur l'autre, avec un clou de cinq pouces de longueur qu'il fit entrer dans le bois à coups de marteau, se fit ensuite, avec un tranchet, une large plaie au côté gauche de la poitrine, se perça les deux mains avec des clous bien longs et bien acérés, dont il ajusta la pointe à deux trous faits d'avance aux bras de la croix, puis, à l'aide de cordages préparés, fit trébucher la croix hors de des pauvres filles qui étaient livrées à ces égaremens; ils furent partagés par des personnes des deux sexes, de tous les âges, de tous les rangs et de tous les pays, même par des personnes éclairées; et l'on a vu pareillement, au-delà des Alpes, divers fanatiques prendre plaisir à se crucifier, et s'exposer ainsi aux regards de la multitude, ce qui avait encore lieu en 1818, au rapport d'un témoin oculaire [1].

---

la fenêtre, restant ainsi suspendu à la façade de sa maison jusqu'au lendemain, où il fut délivré et porté à l'hôpital de Clinique, où il fut guéri de ses blessures, mais non de sa folie. Lova soutenait qu'il n'avait éprouvé aucune douleur, et il mourut plus tard, épuisé par des jeûnes volontaires. (En voir tous les détails dans la *Bibliothèque médicale*, cahier de septembre 1811). Or, il faut noter que la fin du dix-huitième siècle et le commencement de celui-ci avaient été l'époque où il y avait le plus d'incrédulité en Italie, et où les croyances du peuple avaient été le plus contrariées, ce qui les avait portés jusqu'au fanatisme, effet constant de la contradiction et des persécutions.

[1] En 1818, un littérateur belge, nommé M. Levembach, qui avait reçu la mission secrète d'aller prendre des informations en France, en Allemagne et en Italie, sur les diverses sectes religieuses, et qui s'était fait recevoir parmi les disciples de madame de Krudner, vint me visiter en passant à Strasbourg, et voulut bien me communiquer les notes qu'il avait prises en Suisse, en Lombardie, dans le Tyrol, la Carniole et la Carintie, et je pus me convaincre que les erreurs que je viens d'exposer avaient encore beaucoup de sectateurs dans des recoins obscurs de ces divers pays.

Ces erreurs déplorables avaient succédé à d'autres plus déplorables encore, puisqu'elles tendaient à nuire à autrui, tandis que du moins celles-là n'étaient dangereuses que pour ceux qui les avaient adoptées ; je veux parler de la croyance fortement enracinée, aux malins esprits, aux sorciers et aux sortiléges, dans laquelle, en rendant hommage au mal, on avait une continuelle tendance à s'y livrer ; erreur qui, comme celle dont je viens de parler, laisse de temps en temps apercevoir des traces de son ancienne influence ; soit que les maux de ce monde, qui l'emportent si souvent sur les biens, aient donné spontanément naissance à l'opinion absurde des deux principes, soit quelle ait été primitivement promulguée par des chefs de secte très-influens : le fait est qu'on la retrouve chez tous les peuples tant du nord que du midi, mais surtout chez les Orientaux, à qui la doctrine de Zoroastre avait fait une grande impression qui dure encore. Leur théosophie ne tarda pas à pénétrer en Occident, poussée par les conquêtes de l'islamisme et par l'irruption des Sarrasins dans les plus belles contrées de l'Europe, et l'on vit un grand nombre d'hérésies de mille espèces différentes, troublant la paix des consciences, et cherchant à altérer ou à détruire le christianisme à l'ombre duquel les malheureux humains commençaient à respirer. Celle des Manichéens dominait principalement, et il est certain qu'aux dixième, onzième, douzième, treizième et quatorzième siècles il était reçu dans plusieurs provinces qui avoisinent les Pyrénées, telles que la Catalogne, la Navarre, l'Arragon, etc., d'invoquer les démons pour en obtenir des faveurs ; qu'on y rendait à satan, regardé comme une puissance au moins égale à celle de Dieu, un culte de latrie, avec toutes les cérémonies qu'emploient les catholiques ; qu'on s'y engageait par des sermens horribles, à commettre tels ou tels crimes, etc.

C'était une calamité générale que partageaient les savans, comme les ignorans, les grands, comme les petits, les clercs, comme les laïques ; on connaît la folie dont fut frappé le roi Charles VI, qu'on attribuait à un sort qu'on lui avait jeté, dont était soupçonnée Valentine Visconti, duchesse d'Orléans, sa belle-sœur : envain le médecin Renaud-Fréron améliora-t-il la santé de ce prince, par les procédés rationels employés quatre siècles plus tard, par le docteur Willis, sur la personne de George III, roi d'Angleterre ; ce médecin fut disgrâcié et exilé, pour avoir osé subjuguer son maître, et parce que, disait-on, un sortilége devait être détruit par un sortilége plus fort. On fit donc venir du Languedoc deux moines augustiniens qui passaient pour exceller dans tous les arts magiques, et qui étaient eux-mêmes de bonne foi, mais qui, n'ayant pu réussir, subirent le dernier supplice sur la place de Grève à Paris, en 1598, après avoir été dégradés par l'évêque de cette ville, assisté de six autres, tous persuadés de la qualité de sorciers de ces moines, malheureux pour avoir fait des efforts infructueux [1].

Cependant, quoique imbue de ces croyances, et poursuivant les esprits forts qui ne les partageaient pas, ou

---

[1] Voyez la *Chronique de Froissart*, pour le règne de Charles VI.

qui voulaient soumettre à un examen sérieux les opinions reçues, l'autorité ecclésiastique ne sévissait pas moins contre ceux qui en faisaient, à leur profit, un abus sacri-lége; elle crut de son devoir de mettre enfin des bornes à ce torrent de dépravation, et après avoir réglé les principes de cette répression au concile de Vérone en 1184, et avoir commencé à en préparer l'exécution en 1198, sous le pape Innocent III, naquit enfin ce terrible tribunal permanent de l'inquisition, qui fit tant de mal en France et en Espagne, au christianisme, à la morale et à l'humanité, et qui, par l'article 3 de l'énumération des crimes qui étaient de sa compétence, renfermait celui de l'abominable superstition désignée ci-dessus et que j'ai uniquement en vue ici. Au lieu de l'horreur que cette institution a pour toujours inspirée, elle eût été utile, si elle se fût bornée à prévenir et à empêcher ces pratiques criminelles, dont les inquisiteurs eux-mêmes partageaient la croyance, et auxquelles ils assimilaient de simples erreurs de l'esprit, que Jésus-Christ voulait qu'on pardonnât autant de fois qu'on y retombait et qu'on s'en repentait. Telle avait d'ailleurs été la maxime inva-riable de l'Église, pendant les quatre premiers siècles; on était alors généralement persuadé qu'il fallait obser-ver, à l'égard des hérétiques, cette conduite douce et humaine qu'inspire la charité, afin de ne pas les rendre obstinés; et leur nombre s'en est effectivement multiplié dès l'instant où l'on commença à les persécuter. Mais ceci est hors de mon sujet, et les procédures du saint-office nous ont du moins servi à conserver le souvenir d'idées et d'actions étonnantes et extraordinaires, avouées par les acteurs eux-mêmes, et qui eussent été ignorées, ou entièrement défigurées, si elles ne nous fussent parvenues que par la tradition, ou par de simples chroniqueurs.

Le père Scott, jésuite et professeur de mathématiques, en 1667 (homme d'ailleurs très-crédule), a rassemblé dans son ouvrage, qualifié du titre de *Physica curiosa* toutes les inconcevables folies qu'on considérait encore de son temps comme des réalités, et qu'il a exhumées, autant des écrits de ses prédécesseurs, que des greffes des différens tribunaux de l'inquisition, et nous voyons figurer, parmi ses autorités, plusieurs médecins. Après avoir établi qu'il existe des anges et des démons, et que ces derniers peuvent communiquer avec les hommes, et leur faire opérer des choses extraordinaires; après avoir parlé, d'après les pères de l'Église, de Simon le magicien, qui se vantait de pouvoir créer des hommes avec de l'air; de se rendre invisible; de traverser le feu sans se brûler; de voler dans les airs, et de marcher sur les ondes; d'animer des statues et de les faire marcher; qu'on disait avoir deux visages comme Janus, et posséder la puissance de se transformer en mouton, en chèvre, en serpent, etc.; de produire de l'or à volonté et de se changer en ce métal; de faire et de défaire les rois; de changer les pierres en pain; de faire paraître les plus beaux spectacles dans les festins, et d'y donner aux vases nécessaires un mouvement spontané; d'évoquer les âmes des morts et de s'en faire suivre sous la forme d'ombres; de ressusciter les morts; d'avoir fait qu'une multitude immense, qui avait accouru pour voir sa maîtresse

Selme, enfermée dans une tour, pût également voir cette femme par toutes les fenêtres de cette tour; plus encore, après avoir offert à l'empereur Néron, le spectacle de se laisser couper la tête et de se la replacer, ce qui fut accepté et exécuté, etc. : le père Scott ne veut pas que ce soient là de simples prestiges, mais que c'était bien l'œuvre du démon. Telles furent pareillement les merveilles suivantes dont cet auteur nous offre le recueil, savoir : d'un certain juif nommé Sédéchias, qui, en 876, sous l'empereur Louis, successeur de Charlemagne, avalait des chariots chargés avec leurs chevaux et leurs conducteurs, et les faisait reparaître ensuite; qui coupait des têtes et des membres aux yeux de toute la cour, montrait son cimeterre tout sanglant, puis faisait voir ces têtes et ces membres à leur place ordinaire; qui, d'un brouillard épais, faisait sortir un palais et des jardins enchantés, qui volait dans les airs, et y pouvait faire tout ce qu'on fait à terre, etc. ; d'une jeune fille qui faisait profession de couper des napes, de briser des verres, et de les montrer ensuite tous entiers, et qui, convaincue par l'inquisiteur de le faire par *art magique,* fut brûlée; sort que partagea un autre prestigiateur qui amusait Charles IX, roi de France, du tour d'enlever, sans les toucher, des anneaux aux colliers de grands seigneurs éloignés de lui, et de les rétablir de même; d'un certain Liodore, qui fut condamné au feu par l'archevêque de Catane, pour avoir eu le secret de se sauver plusieurs fois des mains de la justice, par le secours, disait-on, du démon.

Je ne m'arrêterai pas à transcrire le grand nombre

d'histoires analogues, données par cet auteur, comme des témoignages de la puissance humaine, lorsqu'elle est aidée par les démons, car nous voyons de nos jours les mêmes tours merveilleux exécutés partout aux yeux du peuple, sans qu'il s'avise d'y trouver rien de surnaturel; et même il ne manquait pas, dans ces temps là, d'hommes instruits qui en jugeaient de même, tels que Cardan et Wierr, parmi les médecins, et jusqu'à des princes. Ainsi, le père Scott rapporte, d'après Delrio, « qu'en l'an 1600, » un certain César Maltésie, grand magicien, s'était sauvé » des prisons de Paris et réfugié en Belgique, où il fut » repris par les inquisiteurs; mais que le prince, gou- » verneur général, qui avait le droit de faire suspendre » leurs jugemens, ayant voulu voir ce que ce magicien » savait faire, déclara qu'il n'était qu'un prestigiateur, » le protégea et le fit évader; de quoi, continue l'histo- » rien, ce prince fut puni, étant mort au bout de moins » de deux ans, à la fleur de l'âge, et dès-lors toujours » malheureux dans son gouvernement. » Après un grand nombre d'autres récits analogues, sur lesquels notre auteur fonde, de la meilleure foi du monde, et en con- damnant tous ceux qui ne pensent pas comme lui, la vérité de l'art de la nécromancie, de la sorcellerie et de la magie, il traite très au long du mélange des démons avec les femmes et les hommes, des *incubes* et des *suc- cubes;* des monstrueuses productions de ce mélange; du transport nocturne des sorciers au *sabbat;* des sermens, des rites et des cérémonies de ces assemblées criminelles, présidées par satan-bouc; de la puissance du diable de changer les hommes en bêtes, ce dont il rapporte divers

exemples, ainsi que de faire parler les bêtes et même
les statues; enfin, de rendre ceux qui se sont donnés à
lui invulnérables et exempts de toute douleur, au milieu
des plus cruels tourmens : ainsi, « une sorcière, âgée de
cinquante ans, supporta à la torture, d'être arrosée par
tout le corps de poix fondue et bouillante, et d'avoir en
même temps les membres tiraillés de tous les côtés, avec
tant d'insensibilité, qu'étant descendue du chevalet où
elle était attachée, elle parut saine et bien portante,
comme si rien n'était arrivé, à part la perte du pouce
d'un pied, qu'elle avait faite à la question, et qui ne
l'empêchait pas de marcher. De petites filles, également
sorcières, souffraient, sans pousser aucun gémissement,
qu'on leur brûlât la plante des pieds; plusieurs s'endor-
maient même au milieu des tourmens, et soutenaient,
sur le bûcher, au milieu des flammes, la vérité de leurs
croyances, et qu'elles ne souffraient pas; et il est à noter que, dans quelques endroits, on avait imaginé d'en-
fermer les victimes dans des statues creuses de plâtre,
pour les faire brûler à petit feu, et afin qu'elles souf-
frissent plus long-temps. » Enfin, Scott et ses pareils,
qui étaient nombreux, croyaient fermement que les démons avaient le pouvoir de faire vivre plusieurs années
sans manger, de rendre la jeunesse, de donner l'immortalité, et de faire changer de sexe, quand on était mécontent du sien, etc. [1] Ce qui étonne le plus de tous

---

[1] *Gaspari Scotti, etc., Physica curiosa, lib. I, de Mirabil.
angelor., ac dæmon., et lib. IV, de Mirabilib. energumenor.,
Herbipoli,* 1667.

(159)

ces faits, qui ont eu des milliers de témoins, c'est l'ignorance et la crédulité des juges auxquels ils étaient soumis, c'est la sanction qu'obtenaient des écrivains du
temps, leurs barbares sentences. Du reste, je ferai remarquer, par anticipation, que, dans toutes ces relations,
il est question de breuvages et d'onguens composés de
plantes narcotiques, dont avaient usé les accusés, ce
que les inquisiteurs connaissaient bien, mais qu'ils di-
saient avoir été suggéré et préparé par le démon.

Nous allons voir, dans la notice suivante, la répétition des mêmes faits, et nous l'épargnerions au lecteur,
sans le dessein de rendre le plus évident que possible,
combien peut s'étendre la puissance de la vie intérieure
pour nous soustraire à celle des choses tangibles. J'ai
commencé par des auteurs qui ne mettaient aucun doute
sur les relations entre le monde visible et le monde intellectuel, et leurs assertions rendront témoignage aux
autres écrivains d'une opinion opposée, à qui ces faits
n'ont inspiré que de l'horreur et de la pitié, et dont les
écrits auraient pu sans cela être pris pour de la passion
et de l'éxagération. « Déjà en l'année 1507, disent les
historiens de l'inquisition d'Espagne, ce tribunal avait
fait brûler plus de trente femmes, comme sorcières et
magiciennes. Cette secte, extrêmement nombreuse, dite
des *jurguinas*, reconnaissait le diable pour son maître
et patron ; il apparaissait dans les assemblées sous la
forme d'un bouc noir, et on lui rendait un culte particulier, en échange duquel il était censé donner à ses
adorateurs le pouvoir de voler dans les airs, d'envoyer
des maladies aux hommes et aux animaux, de nuire aux

fruits de la terre, de lire dans l'avenir, de découvrir les choses les plus cachées, etc. Le libertinage était un des principaux appâts de la secte, et la communauté des sexes y était établie comme principe (ainsi que plus anciennement dans une des branches du gnosticisme). On s'y faisait initier de bonne heure, et en 1527, deux jeunes filles de la Navarre, l'une de onze ans, l'autre de neuf, se présentèrent aux juges comme déjà initiées, mais repentantes, déclarèrent qu'en voyant l'œil gauche d'une personne, elles pourraient dire si elle était sorcière ou non (preuve de l'altération des traits de ces misérables sectaires), et s'offrirent à faire découvrir les associés. On en prit plus de cent cinquante, parmi lesquels une vieille femme s'offrit de faire toutes ses opérations de sorcellerie devant les juges, si on voulait lui faire grâce. On le lui promit, et un commissaire fut nommé pour assister aux expériences. La sorcière demanda la boîte d'onguent qu'on avait trouvée sur elle, et monta avec le commissaire dans une tour, où elle se plaça avec lui devant une fenêtre; elle commença, à la vue d'un grand nombre de spectateurs, par se mettre de son onguent à la peaume de la main gauche, au poignet, au coude, sous le bras, dans l'aine et au côté gauche; ensuite elle dit d'une voix très-forte: *Es-tu là?* Tous les spectateurs entendirent dans les airs une voix qui répondit: *Oui, me voici.* La femme alors se mit à descendre le long de la tour, la tête en bas, en se servant de ses pieds et de ses mains à la manière des lézards; arrivée au milieu de la hauteur, elle prit son vol dans l'air, *devant les assistans, qui ne cessèrent de la voir que lors-*

qu'elle eût dépassé l'horizon. Cependant elle fut reprise au bout de deux jours, à trois lieues de là, et ramenée devant le commissaire, à qui elle répondit, lorsqu'il lui demanda comment elle s'était laissée reprendre, *que son maître n'avait pas voulu la transporter plus loin* (ce qui eût dû suffire pour ouvrir les yeux et à cette insensée et au commissaire). »

« Les inquisiteurs de Logrono eurent à juger un curé qui passait pour se livrer aux plus grandes opérations de la sorcellerie, dans le pays de Rioja et de la Navarre, au moyen desquelles il croyait lui-même fermement avoir exécuté en peu d'heures, transporté par son démon, de grands voyages, qui lui permettaient d'annoncer à Logrono et à Viana, les victoires qui venaient d'être remportées le même jour ou la veille, en Italie, par Charles-Quint, ce qui était toujours constant dans les rapports arrivés ensuite par les courriers; de connaître les conspirations, ce qui l'avait mis en état d'avertir le pape Jules II, que la nuit même il devait être poignardé par un mari jaloux, service qui lui avait mérité, de la part du pontife, l'absolution des censures qu'il avait encourues. Les mêmes voyages, faits sans sortir de chez soi, étaient pareillement entrepris par un fameux médecin du temps, le docteur Eugène Torralba, dont Cervante a parlé dans la deuxième partie des aventures de don Quichotte, et qui passait pour un grand nécromancien, ayant ou croyant avoir à son service un puissant génie nommé *Zéquiel.* Il prédisait ponctuellement ce qui devait arriver, soit en bien, soit en mal, à de grands personnages, au célèbre cardinal Ziménès, par exemple, ce qu'il devait être un jour, et il se transportait avec tant de promptitude dans des lieux très-éloignés et revenait ensuite chez lui, que sa société ordinaire ne s'apercevait pas de son absence. De retour de Rome, où il avait été pour assister au sac de cette ville par l'armée de Charles-Quint, voyage où il n'avait mis qu'une heure de temps, Torralba publia tout ce qu'il avait vu, et pénétra tout le monde d'étonnement et d'admiration; mais l'inquisition de Cuença le fit arrêter, soit pour ces faits, soit pour avoir autrefois disputé sur l'immortalité de l'âme et la divinité de Jésus-Christ, ce qui l'avait jeté dans le pyrrhonisme, ne sachant plus, disait-il, de quel côté était la vérité. Il fut appliqué à la question de laquelle il ne fut plus tiré par son esprit familier, et traîna, dans la douleur et l'humiliation, la vie que le saint-office lui avait laissée par égard pour sa science et son grand âge, revêtu d'un *san benito.* »

« Vingt-neuf sorciers de la vallée de Bastan, en Navarre, furent condamnés au feu, vers la fin de 1610, par le tribunal de Logrono, déjà nommé, convaincus d'avoir adoré le diable qui, disaient-ils, se présentait à eux sous la forme d'un gros bouc; il se montrait aussi, et surtout quand il y avait quelque réception à faire, sous la figure d'un homme triste, colère, mélancolique, noir et laid, lequel, après le serment d'obéissance et de fidélité jusqu'à la mort, prononcé par le candidat, imprimait, sur la prunelle de l'œil gauche de celui-ci, sans lui causer la moindre douleur, la figure d'un petit crapaud, signe de reconnaissance parmi les associés. La majeure partie de ces misérables déclarèrent, soit volontairement et

comme repentans, soit à la question, qu'au milieu de ces
assemblées nocturnes qui se tenaient trois fois la semaine,
depuis neuf heures du soir jusqu'au premier chant du
coq, et où les membres ne pouvaient se rendre qu'après
s'être frottés tout le corps avec un onguent magique,
après la profanation des plus saints mystères du christianisme, et après un commerce charnel du diable avec
ses disciples, et de ceux-ci entre eux, sans distinction
d'âge ni de sexe, et un repas composé de mets abomi-
nables, le maître leur apprenait l'art de composer des
breuvages empoisonnés, avec des plantes, des crapauds
et des reptiles, leur donnait la connaissance de tous les
poisons, du moyen de se rendre invisibles, invulnérables, et de se transporter, pendant la nuit, partout où ils
voudraient, puissance qui finissait au jour. La séance se
terminait par l'injonction de faire aux hommes, aux animaux et aux fruits de la terre, appartenant aux non-
initiés, le plus de mal possible, avec d'horribles impréca-
tions contre les membres qui ne le feraient pas, lesquels
étaient cruellement fouettés dans l'assemblée par le bour-
reau de la secte. Plusieurs s'accusèrent effectivement
d'avoir fait périr un grand nombre de personnes, dont
les familles étaient bien connues, hommes, femmes et
enfans, qui leur déplaisaient, après de grandes souffrances (une femme, par exemple, dit avoir donné la
mort à un enfant, en lui faisant manger un œuf qui lui
occasiona les plus vives coliques : il y avait probablement de l'arsénic, et tel est le *sort* que jetaient ces prétendus enchanteurs.) Aucun ne voulut convenir que tout
ce qu'il avait cru n'était pas vrai ; tous allèrent à la mort,

bien persuadés qu'ils seraient délivrés ; et malgré les crapauds, les poudres et les onguens, ils subirent les peines qui leur furent infligées, sans corriger aucun des nombreux spectateurs de leur supplice, et ce qu'il y a de plus extraordinaire, avec pleine et entière conviction des inquisiteurs qui, au lieu de chercher à soulever le voile superstitieux dont s'environnaient ces prétendus sorciers, en remontant aux causes, croyaient à leur pouvoir et à leurs enchantemens, et donnaient ainsi une consistance à l'effet de simples illusions, ou de drogues assoupissantes ; mais, telle était la maladie de ces siècles d'ignorance et de superstition, que, quoiqu'on écrivît des volumes sur la sorcellerie, il était bien rare qu'on osât la révoquer en doute, etc. [1] »

A ces mêmes espèces se rapporte et dérive de la même source la croyance aux spectres, aux revenans, aux vampires, etc., produisant, comme les précédentes, non-seulement un changement de couleur à la peau qui devient terne et livide, et une altération des traits de la face et du regard, mais encore des douleurs, l'amaigrissement, le marasme et la mort. Ce sont là encore au siècle où nous vivons des accidens journaliers dans les pays où les lumières n'ont fait que peu de progrès : «En Illyrie, en Pologne, en Hongrie et en Turquie, rapporte un voya-

---

[1] *Histoire des inquisitions religieuses d'Italie, d'Espagne et du Portugal,* par M. Lavallée. *Histoire critique de l'inquisition d'Espagne,* par le chanoine Llorente, Paris, 1817. La même *Histoire abrégée,* par Léonard Gallois, Paris, 1823, sixième partie.

geur anglais, témoin oculaire, on s'exposerait à passer
pour un homme immoral et irréligieux, si l'on s'avisait
de nier l'existence des vampires; beaucoup de gens croient
que le vampirisme est une punition infligée à un individu
par la Divinité même; d'autres ne considèrent cet état
que comme un malheur fortuit; d'autres encore, et c'est
là le plus grand nombre, s'imaginent que le vampirisme
n'attaque que les schismatiques et les excommuniés qui
ont été ensevelis en terre sainte, et qui, ne pouvant y
trouver aucun repos, reviennent tourmenter les vivans.
Des poursuites juridiques sont faites contre ces cadavres
réputés vivans, qu'on exhume et qu'on condamne à être
décollés et mutilés. Le remède ordinaire contre les suites
de l'attaque d'un vampire consiste à se frotter tout le
corps, et particulièrement les parties qui ont été tou-
chées par le vampire, avec le sang de son cadavre, que
l'on mêle à la terre de son tombeau. La seule trace de
blessure que l'on remarque chez celui qui a été attaqué,
ne consiste qu'en une petite tache rouge ou bleuâtre,
semblable à la marque que laissent les sangsues. Parmi
plusieurs histoires de vampires, que la crédulité dit véritables, l'auteur rapporte, entre autres, celle (dont je
supprimerai les détails, pour abréger) d'une jeune et
belle fille, qu'il a vu périr sous ses yeux, puisqu'elle
était la fille de son hôte, prétendant avoir été mordue,
qui s'est desséchée rapidement, et qui est morte, malgré
qu'on eût employé les remèdes cités ci-dessus, victime
de cet horrible préjugé populaire [1]. »

____

[1] *Bibliothèque universelle*, tom. XXXVII, p. 415, avril 1828.

Comment, au surplus, oserais-je blâmer, soit des inquisiteurs, moines ignorans, obligés de croire, sans examen, à l'existence du corps de délit sur lequel ils allaient
juger, soit des peuples, livrés encore à toutes les illusions de l'orientalisme, qui sont d'un si grand profit à
leurs conducteurs; quand je vois, sur les terres privilé-
giées de la civilisation, éclatantes de tant de lumières,
où les choses les plus simples et d'ailleurs reconnues de
tout temps les plus utiles, ont été de nouveau remises
en problème et soumises à un examen rigoureux, que cependant une partie de ces nations est influencée par les
plus absurdes rêveries qu'il plaira au premier imposteur
de propager, et que des compagnies d'hommes décorés
du nom de savans, s'assemblent gravement pour délibé-
rer si ces rêveries ont un premier fondement sur des
réalités, si elles sont d'une utilité quelconque à l'art de
guérir, et que la majorité les accepte, se prononce pour
l'affirmative, et fait nommer une commission permanente
qui porte leur nom, donnant ainsi un appui à des superstitions qu'un souverain mépris aurait insensiblement
condamnées au silence? Dirons-nous encore que l'isolement des provinces et la solitude des campagnes ne sont
propres qu'à produire des songes creux, que les capitales
sont ensuite appelées à redresser? Mais les hommes des
capitales, distraits par tant d'objets divers, entraînés par
l'esprit de coterie et de parti qui distribue les honneurs
et la fortune, n'ont guère que le temps d'effleurer chaque
chose, tandis que l'indépendance de la solitude permet
d'approfondir, et de juger solidement, après avoir tourné
le sujet de tous les côtés. Disons mieux, la vie humaine

offre tant de mystères, tant de choses que nous ne pouvons nier, quoique nous ne les comprenions pas, les siècles où se passe chaque existence sont si contagieux, et la crédulité est si fort notre apanage, que le siècle présent n'a rien à reprocher aux siècles passés, les siècles à venir, rien au siècle présent, car les temps s'écoulent et l'humanité reste toujours la même !

ARTICLE III.

Du somnambulisme réel et spontané ; du somnambulisme provoqué ; de l'extase et de quelques autres phénomènes plus ou moins analogues.

Parmi ce grand nombre de choses merveilleuses qui se passent en nous, tant en santé qu'en maladie, qu'on a peine à concevoir, quoique réelles, et que plusieurs psycologistes ont assez bien exposées, j'en choisirai quelques-unes, et je commencerai par le somnambulisme (agir en dormant) réel et spontané : ici, nous avons une image parfaite de deux hommes en un seul, l'un extérieur, l'autre intérieur, se manifestant en sens inverse, et qui nous permet de défier tous les savans quelconques de pouvoir expliquer, sans autre intermède que les organes, les phénomènes dont nous allons parler, et dont nous avons été témoins nous-mêmes, dans quelques occasions. En effet, le somnambulisme vrai consiste dans l'état de veille du *moi* intérieur, avec le parfait sommeil des sens externes, si parfait que s'ils sont éveillés, surtout le sens du toucher, cette situation cesse immédiatement. Dans cet état, l'homme interne est effectivement séparé de l'homme externe, sauf des muscles qui continuent d'obéir à la volonté, et il peut exécuter, sans le secours des sens, des actes tout aussi parfaits que dans l'intégrité de la communauté, suivant les habitudes du sujet. Grand nombre d'auteurs les plus dignes de foi, de tous les âges et de tous les pays, Hippocrate, Galien, Horstius, Salius-Diversus, Allemann, Vienhold, Muratori, Désessart, Savary, etc., rapportent plusieurs faits d'individus, orateurs, poètes, musiciens, mathématiciens, artisans, etc., qui ont exécuté en dormant des ouvrages dont ils n'ont pas eu à rougir étant éveillés, qui même ont été souvent mieux exécutés, ce qui a donné lieu aux contes d'esprits follets, de sylphes, de pactes avec le malin esprit, etc. ; je renvois, pour les détails de ces faits, qu'on aurait mauvaise grâce de révoquer en doute, à ce que j'en ai écrit dans mon *Traité de médecine légale* [1], et dans celui *du Délire* [2] ; certes, ces faits, de même que les rêves et les songes, portent avec eux la démonstration, nonobstant que nous ne le voyons pas par les yeux du corps, de l'existence en nous d'un principe, siége de la mémoire, dans lequel, comme dans un miroir, l'âme ou l'intelligence peut puiser les

---

[1] Tome Ier, §. 179 et suiv.
[2] Tome Ier, §. 143 et suiv.

matériaux de son activité, indépendamment de toute relation avec le reste de l'univers [1].

Le magnétisme terrestre avait fait naître l'idée, que quelque chose d'analogue devait aussi agir sur le règne organique, sur l'homme principalement; chaque être animé devait avoir son atmosphère qui le pénétrait, et qui pouvait agir sur l'atmosphère de tel autre avec lequel

---

[1] Ma description du somnambulisme réel, ne s'accorde pas, comme on le voit, avec une observation insérée dans le *Mémorial des hôpitaux du midi*, par un médecin de Pézénas, sous le titre de *Somnambulisme morbide :* l'auteur parle d'un enfant de douze ans, à très-grosse tête, ayant eu la galle, sujet à des paroxismes périodiques, précédés et suivis de mouvemens convulsifs, durant lesquels il était privé de la vue et de la parole; mais il reconnaissait par le toucher, et probablement par l'ouïe, non-seulement les personnes, ses parens et ses amis, mais encore les choses. Il en est de même de l'histoire fournie par Darwin, d'une demoiselle de dix-sept ans, dont les accès rapportés pareillement au somnambulisme commençaient aussi par des convulsions (Voyez *Mémorial des hôpitaux du midi et de la clinique de Montpellier,* n° 4, pag. 171 et suiv.) Ces cas appartiennent plutôt à un état intermédiaire entre la catalepsie et l'épilepsie; car, dans le vrai somnambulisme, loin que les sens du toucher et de l'ouïe soient en exercice, le sujet se trouve au contraire éveillé brusquement et souvent non sans danger, si ces sens viennent à être excités et tirés de leur profond sommeil. Quant au somnambulisme des magnétiseurs, s'il existe réellement, il appartient à l'extase ou à la rêverie, durant laquelle on observe assez souvent le phénomène d'insensibilité.

on le mettait en rapport, et produire des changemens dans l'état de santé et de maladie. Des enthousiastes allemands, Mesmer entre autres, ne tardèrent pas à faire, de cette idée du *magnétisme animal*, une nouvelle doctrine médicale, qui se répandit bientôt partout sur parole, et eut pour protecteur le beau monde des salons, heureux de se soustraire à la gêne et à la dépendance des médecins. J'ai assisté, à Paris, en 1787, aux premières réunions des baquets magnétiques, pour connaître ce qui en était, et j'avoue que je ne crus pas d'abord à la possibilité de quelques succès de la part de semblables rêveries qui, sous mes yeux, avaient été sans résultat, sauf pour ceux qui étaient du secret (les *compères*, pour parler le langage familier). Mais je ne connaissais pas encore tout le pouvoir des prestiges sur l'imagination des âmes faibles : à mon grand étonnement, ces gestes et ces attouchemens mystérieux produisirent, à mesure que la mode s'en répandit, quelques effets physiques, tantôt en bien, tantôt en mal, et après avoir dormi, durant les troubles politiques, le magnétisme animal reparut dans plusieurs capitales avec les salons dorés et les Esculapes maniérés, mais armé de nouveaux prestiges, de l'art de produire à volonté une apparence de sommeil chez les personnes affaiblies, soit par la maladie, soit par des moyens factices, art dont l'abbé Faria (que j'ai connu professeur de philosophie au lycée de Marseille) a dévoilé le secret dans un moment d'humeur contre ses associés [1].

---

[1] Sans la croyance aux sortiléges et aux vampires, qui, comme on vient de le voir, subsiste toujours, on aurait peine

Ce *somnambulisme*, que j'appelle *provoqué*, est devenu dès-lors la principale pièce du magnétisme animal, et à force de répétitions, soit vraies, soit simulées, il est devenu une nouvelle extravagance de notre espèce, ajoutée à celles du chapitre précédent, qui a fourni de nouveaux exemples d'*anœsthésie* ou d'insensibilité, qui me paraissent assez constans, comme le fait voir le fait suivant, rapporté dans une des séances du mois d'avril 1829, de l'Académie royale de médecine de Paris, savoir : « Une dame, âgée de soixante-quatre ans, d'une cons-

---

à se persuader, au dix-neuvième siècle, que le magnétisme animal et le somnambulisme pussent encore offrir quelque espoir de vogue et de fortune à ceux qui en sont les continuateurs : cependant, outre les cours qui se font dans le nord de l'Allemagne et qui excitent le moins de surprise, à cause de la disposition des esprits, un sieur Dupotet, qu'on qualifie du titre de médecin, aidé d'un sieur Carlotti, qu'on dit très-divertissant, a aussi donné à Paris, en 1829, des leçons publiques et gratuites sur cette matière qui ont attiré beaucoup de monde, mais qui ont donné, pour cette fois, peu de profit à l'entrepreneur, à cause de l'incrédulité de l'auditoire. Si j'en juge par l'extrait de la troisième leçon de ce M. Dupotet, inséré dans une feuille médicale, intitulée *la Lancette française*, du 10 mars 1829, rien ne prouve mieux que la platitude du langage de ce faiseur de cours, qui ne parle que par certificats, à quelle sorte de gens sont réservées ces puériles doctrines; comme aussi combien grand est le désœuvrement de la bonne société de Paris, qui accourt à toutes ces niaiseries, quoique d'ailleurs ses membres aient un air si affairé, quand un provincial se présente pour leur demander un service.

(152)

titution très-nerveuse, était affectée d'un cancer ulcéré au
sein droit, avec engorgement des parties environnantes.
N'ayant obtenu aucun succès des médications ordinaires,
elle consulta M. Jules Cloquet (lui-même narrateur du
fait). Ce praticien, de concert avec M. Chapelain, médecin
traitant de la malade, résolut de pratiquer l'opération.
Cette dame tombait facilement dans le somnambulisme,
et M. Chapelain, qui l'avait déjà magnétisée plusieurs
fois, proposa de recourir de nouveau à ce moyen, dans
le but d'éviter à la malade les douleurs de l'opération :
M. Cloquet y consentit. A cet effet, M. Chapelain plon-
gea Mme * * * dans le sommeil magnétique le plus complet : elle était assise dans un fauteuil, les yeux à demi
fermés, et le visage aussi pâle, aussi impassible que si
elle ne devait pas être opérée. Tout étant disposé,
M. Cloquet procéda à l'opération, qui dura de onze à
douze minutes. Deux incisions, partant du creux de l'ais-
selle et venant aboutir au côté gauche de la mamelle,
cernèrent la tumeur : on l'extirpa et on lia les vaisseaux
divisés, sans que la malade manifestât la moindre douleur, le plus léger signe de sensibilité ; seulement, lorsqu'on en vint à laver la plaie avec une éponge, elle dit
plusieurs fois en souriant : *Finissez, ne me chatouillez
pas.* Aussitôt le pansement fini, on la transporta dans
son lit, toujours dans le sommeil extatique, où on la
laissa pendant quarante-huit heures. On leva le premier
appareil le mardi ; l'opération avait été faite le dimanche,
toujours même insensibilité ; le pouls ne dénote pas le
plus petit changement dans la circulation. Après ce pansement on réveille la malade ; elle est tout étonnée d'ap-

prendre qu'elle a subi une opération pour laquelle *elle avait manifesté une répugnance très-prononcée;* cette nouvelle lui cause une émotion vive : elle s'épanche en propos affectueux pour ses parens et les personnes qui l'entourent. Craignant un mauvais effet de ces accès de sa sensibilité, M. Chapelain rendort aussitôt la malade. Le second pansement est fait le jeudi 16, et toujours avec le même succès. Aucun accident n'était survenu; la plaie présentait un aspect favorable. »

« MM. Larrey et Hervey de Chégoin, disent qu'ils ne croient nullement à ce prétendu somnambulisme, et ne voient, dans le cas cité, que des rapports de commérage entre la malade et le magnétiseur, manifestant d'ailleurs une grande défiance pour tous les faits de cette nature. Toutefois l'Académie ayant jugé celui-ci assez curieux, a nommé une commission pour prendre des renseignemens et lui en faire un rapport [1]. » Le rédacteur de ce journal fortifie la possibilité du fait, du témoignage de MM. Bertrand, Husson, feu Georget, etc., relativement à l'existence ou la réalité du somnambulisme ou extase, et de certains caractères merveilleux et peu communs qui lui appartiennent; et il le rapproche de ceux observés par le célèbre Morand chez les convulsionnaires de Saint-Médard [2]; il y aurait bien quelque

---

[1] Voyez *Gazette de santé* du 25 avril 1829.

[2] On a déduit du fait rapporté par M. Cloquet (à l'imitation de Darwin et de quelques autres qui avaient proposé l'asphyxie comme remède), que la chirurgie pourrait se servir utilement de ce nouvel *opium,* avant ses grandes et douloureuses opéra-

analogie entre ces espèces, à cause de l'insensibilité, mais elle n'est pas complète; car là, l'insensibilité était volontaire et accompagnée de veille, tandis qu'ici elle ne l'est pas; et sans faire dépendre, comme les auteurs du temps, le somnambulisme provoqué « d'un fluide animal venu du dehors, qui opérerait dans des corps

---

tions, à supposer qu'il se rencontre aussi facilement que celui qu'on trouve dans les pharmacies; mais dans cette supposition même, il s'élève deux questions qui ne sont pas à dédaigner: 1° Est-il indifférent, pour la conservation des opérés qu'on les rende absolument insensibles à l'opération? 2° Est-il permis, est-il moral, est-il légitime de pratiquer sur un sujet une opération grave dont les suites peuvent être mortelles, sans sa participation et sans sa permission? L'observation a déjà résolu la première question; il est en effet reconnu, ce me semble, que dans les grandes opérations, ceux à qui l'on a donné auparavant de fortes doses d'opium, ceux qui ne crient pas, ceux qui supportent, avec résignation et sans se plaindre, les plus vives douleurs, courent ensuite le plus de danger, ce qui aurait été le cas de la dame en question, qui a succombé seize jours après l'opération. La solution de la seconde question est faite d'avance par le simple bon sens: il n'est point de propriété moins contestée que celle de notre propre corps, et nul n'a le droit (en fait de maladies) de le violenter, même dans les meilleures intentions, et de l'exposer à périr contre notre volonté. Une remarque plus générale sur la facilité, si elle était vraie, de faire tomber dans le somnambulisme, est l'abus qui pourait en résulter, et contre les mœurs, et contre la vie des citoyens, abus auquel on peut s'étonner que le gouvernement ait jusqu'ici fait aussi peu d'attention.

affaiblis et sans énergie un refoulement à l'intérieur de toute la sensibilité de la périphérie, » d'autant plus que rien de semblable ne peut être supposé pour le somnambulisme réel et spontané; je m'en réfère aux explications que je donnerai de tous ces états aux articles suivans, par lesquelles seront rendus admissibles, mais avec circonspection, les cas rapportés par le bon docteur Pététin, de ses miraculeuses somnambules qui voyaient et entendaient par l'épigastre; car étant une fois compris, que ce ne sont pas l'œil et l'oreille qui entendent, quoiqu'ils en soient l'occasion, mais que c'est le principe de la sensibilité, il en découle la conséquence qu'on pourra voir et entendre par tous les points où ce principe se sera retranché, dans des situations extraordinaires [1].

Une forte impression faite sur notre principe sentant,

---

[1] A l'hallucination pourrait se rapporter les prétendues possessions des temps passés, quoiqu'il y ait tant de variations dans ces sortes d'aliénations de notre état ordinaire, qu'il soit bien difficile de classer juste. Toutefois, je ne puis m'empêcher de faire remarquer ici combien peu s'est montré instruit sur ces matières, l'un des rédacteurs du journal dit le *Globe*, qui, en rendant compte de l'opération du cancer ci-dessus, à laquelle la femme s'est montrée insensible par l'effet du sommeil magnétique, a mis les possédés au nombre des exemples d'insensibilité. Non, les possédés n'étaient pas insensibles : j'ai rapporté ailleurs le fait d'une femme de mon pays, même un peu ma parente, qui avait parcouru la France, l'Allemagne et l'Italie, pour se faire exorciser, à quoi elle avait dépensé tout son bien, à laquelle je prouvai effectivement, ainsi qu'à son bon curé stupéfait de mon audace, qu'elle n'avait que des

une vive surprise , une abstraction forte , un replis sur nous-même pour examiner fixément un objet, peuvent produire l'état qu'on appelle *extase* (ravissement, étonnement, suspension des sens) : ceux qui se livrent habituellement à l'étude des lettres et des sciences , et ceux qui sont fortement préoccupés d'amour, d'ambition, de vengeance, de gain, etc. , en sont des exemples familiers; le temps, l'espace, la faim, la soif, le froid et le chaud, la lumière et les ténèbres, le bruit et le silence sont pour eux comme s'ils n'étaient pas , et la contemplation dans laquelle entrait sainte Thérèse est le maximum de cet état. L'extase diffère du somnambulisme spontané par la parfaite insensibilité qu'elle procure à l'homme externe, et se rapproche du somnambulisme provoqué, quoiqu'il y ait entre ces deux choses de grandes différences. Elle ne se rapproche pas moins de l'*hallucination;* mais ici, les impressions intérieures ont été plus fortes et ont laissé quelque dérangement; car l'hallucination est l'état dans lequel, quoique éveillé, ont croit être en présence d'êtres morts depuis long-temps, d'anges, de démons, etc. , par conséquent fantastiques, avec lesquels on converse, répondant hautement aux questions qu'ils sont supposés faire. Une

---

maux de nerfs, et que ses diables ne la mettaient pas à l'abri de sentir la flamme d'une bougie, ni d'obéir à une force mécanique pour obliger ses membres horriblement contractés à se détendre. On sait d'ailleurs que certains possédés ont été guéris à grands coups de bâton par des incrédules. Les hallucinés ne sont pas non plus insensibles.

dame, que j'ai été assez heureux pour rendre à la santé, faisait tous les jours mettre le couvert pour son mari et une fille, morts depuis dix ans, avec lesquels elle prétendait dîner. Socrate, assure-t-on, et plusieurs siècles après, le Tasse, avaient tous les deux un génie familier avec lequel ils conversaient. Cela vient d'une croyance, enracinée depuis l'enfance, aux esprits, aux démons, aux revenans, dont l'image flottante dans le principe intermédiaire de notre être, est présentée à l'intelligence comme une réalité, dans les momens d'abstraction. Ils nous poursuivent, ils nous tirent des coups de pistolets, nous saisissent et nous serrent fortement, nous mordent, comme dans le vampirisme, nous font de la musique, ou nous régalent même de sensations agréables, suivant l'humeur de chacun. Mais l'hallucination dont j'ai pareillement fourni des exemples dans mon *Traité du délire*, et qu'on a confondue avec la folie chronique, a cela de particulier que les malades cèdent à l'autorité de ceux qui leur démontrent le néant de leurs visions, et qu'ils se corrigent, tandis que les véritables fous ne cèdent à personne et ne se corrigent pas. Toujours est-il vrai, qu'encore cette espèce témoigne du *moi* intérieur : et dans lequel de nos organes, l'autopsie cadavérique, fait-elle voir les impressions ou les images de ces êtres imaginaires ?

ARTICLE IV.

Explication plausible des faits précédens, et nécessité de la modification du nous pour qu'ils puissent avoir lieu.

———

Malgré l'humiliation que tout homme raisonnable doit éprouver en voyant plusieurs de ses semblables aussi dégradés, nous retirons pourtant des faits ci-dessus, de nouveaux argumens qui prouvent l'excellence de notre nature, et que nous sommes bien supérieurs à tous les animaux et à tous les corps qui nous environnent. Mensonges, il est vrai, illusions fantastiques; mais ces mensonges, l'homme seul en est capable, et il en est capable, parce que lui seul, de toutes les œuvres de la création, qui nous sont connues, *est une intelligence servie par des organes.* Quel est en effet, l'animal qui se laissera brûler, piquer, mutiler, sans manifester le moindre sentiment de souffrance? Quel est celui qui souffrira impunément la faim, la soif, le froid, le chaud et les diverses espèces de privations contraires à son organisation? Quel est l'animal qui voit, qui entend, autrement que dans l'état ordinaire et qui fait des actions contraires à son instinct, si ce n'est dans des cas de délire temporaire produit par l'amour, par la faim, ou par une fièvre nerveuse? L'homme, au contraire peut, comme on vient de le voir, se conduire tout autrement que ce que lui dictent ses sensations; il peut voir et entendre intérieure-

ment, éprouver du plaisir ou de la douleur, indépendamment des agens extérieurs; vivre isolé enfin, au milieu
de la nature entière, agir et penser tout différemment
de ses semblables, et néanmoins être un être actif et
conséquent à sa manière. C'est là, à la vérité un délire,
un état opposé à la raison, c'est-à-dire, à la manière
ordinaire d'agir et de juger de tous les autres hommes;
et nous n'hésitons pas à placer les convulsionaires, les
sorciers, les démoniaques, les hallucinés, les somnambules artificiels (pour les distinguer des véritables, ou
qui veillent en dormant), au rang des véritables fous.
Plusieurs années passées à observer les aliénés dans les
maisons où ils sont renfermés, m'ont fait voir les maniaques insensibles aux coups, aux chutes, à l'action des
corps étrangers introduits dans leurs plaies, à la faim,
à la soif, au froid et au chaud, ne sachant plus se servir
de leurs sens pour distinguer les objets les plus usuels,
prenant leurs chaînes, la paille de leur couche, les
taches des murs de leurs loges, pour des ornemens, des
joyaux, des serpens; les spectateurs pour des hommes
à qui ils commandaient; leurs excrémens pour des mets
succulens; faisant des demandes et des réponses avec
suite, tenant conseil, sérieux ou gais, suivant la marche
de la discussion, et s'apprêtant ensuite à l'exécution! Or,
quelle différence pourrai-je trouver entre ces fous renfermés et ceux dont je viens de présenter une notice?
D'ailleurs, les auteurs, les poètes, les compositeurs de
musique, les mathématiciens, et tous les hommes à projets, savent bien qu'ils sont aussi hors d'atteinte des
corps extérieurs et des besoins naturels, au fort de leurs

abstractions, présentant ainsi une esquisse **temporaire**
de l'état intérieur des maniaques.

Mais qu'est-ce qui nous donne cette faculté d'errer,
qui a été refusée aux animaux, et comment la chose se
passe-t-elle dans notre intérieur? Nous ne pouvons répondre à cet égard qu'en exposant les phénomènes,
puisqu'enfin, philosophiquement parlant, nous ne connaissons rien de plus : or, nous dirons 1° que nous errons
précisément, parce que nous sommes doués de raison,
et que la raison, qui ne se montre que dans notre espèce,
doit nécessairement être la propriété d'un être qui n'est
pas la matière, que nous nommons *intelligence,* ou être
capable de *cognition;* 2° que l'être intellectuel humain
prend connaissance des choses hors de nous par les organes qui constituent son enveloppe, par la comparaison
qu'il fait de ce qui est avec ce qui a été, ainsi que de
la manière de voir des autres hommes, d'où s'établissent
ses jugemens; 3° que ses perceptions sont d'autant plus
fidèles, que les organes des sens sont dans un plus haut
degré de perfection, et que les moyens de transmission
des idées des autres hommes sont plus purs et plus con-
formes à la raison éternelle; 4° que les idées reçues peuvent être infidèles, ou par la perversion des sens externes
et internes, ou par celle des intermèdes; ainsi, l'on connaît les illusions d'optique et d'acoustique occasionées
par le mauvais état de l'œil et de l'oreille, ainsi que **par**
les altérations des milieux qui sont traversés par la lumière et le son; 5° que les mêmes transmissions des objets ne doivent pas moins, pour être fidèles, rencontrer
l'intégrité des sens internes, directement en rapport avec

l'être intellectuel, et celui-ci disposé à leur prêter attention; 6° qu'il y a action et réaction réciproques entre
l'être intellectuel et les sens internes, d'où résulte la
détermination des mouvemens apparens, ou une concentration de travail et d'action à l'intérieur; 7° qu'une
connaissance des choses telles qu'elles sont et qu'elles
peuvent être, acquise par l'intelligence, produit sur les
sens internes et par suite sur tout le corps, un état salutaire de calme et de santé, comme l'intégrité des organes
permet à l'intelligence de porter, sur les parties et sur
l'ensemble des notions qui lui sont soumises, un jugement sain, qu'on a appelé *bon sens;* et qu'au contraire,
de fausses idées, primitivement acquises, produisent l'irrégularité des fonctions animales, vitales et naturelles,
formant ce qu'on entend sous le nom d'état pathologique et réciproquement [1].

---

[1] Nous ignorons encore si un individu, qui serait venu au
monde dépourvu de tous ses sens, aurait ou non quelque
pensée, étant parvenu à l'âge adulte, et de quelle nature serait
cette pensée; mais il est positif qu'arrivé à cet âge, un homme
qui a joui de l'intégrité des sens, de la vue et de l'ouïe, et qui
vient à les perdre, n'en conserve pas moins des idées nettes
de la lumière et des ténèbres, des formes et des couleurs,
ainsi que des modulations et des diverses espèces de sons, à
pouvoir en raisonner juste toute sa vie, et à leur associer
même de nouvelles idées, à former une composition : ainsi,
nous avons vu des sujets devenus sourds et aveugles, porter
de bons jugemens sur ce qui concernait la musique et la
peinture. Ces jugemens, déduits des connaissances acquises

Mais qu'est ce *sens interne* en relation avec l'intelligence, et par quel moyen s'opère cette relation ? Ici, quoique moins heureux que pour les précédens, puisque nous n'avons que très-peu de phénomènes à l'appui, nous ne devons cependant pas craindre d'aborder ce sujet épineux, d'autant plus qu'il ne manque pas d'argumens spécieux, dont nous pouvons nous servir; et nous disons que ce que nous appelons *sens interne,* n'est autre chose, selon nous, que le principe de la vie qui a pour indicateur et pour caractère la sensibilité, de même que l'intelligence, qui en est indépendante, a la raison pour caractère et pour indicateur. Ce sens interne, je le considère encore comme le siége des rêves, des souvenirs ou de la mémoire, le *ménesthe,* ou cette Mnémosine que, dans leur sens allégorique, les anciens avaient regardée comme la mère des Muses [1].

---

et accumulées, seraient faux chez l'individu devenu sourd et aveugle, si ses sens avaient été frappés de quelque perversion; et avec la jouissance de tous ses sens, l'homme ne porte pas moins de faux jugemens, s'il a été habitué à n'éprouver que des sensations mensongères; par où j'ai voulu rappeler, ce qu'on sait déjà, que les idées, filles des sensations, quoique choses immatérielles, sont pourtant, pour les travaux de l'intelligence, ce que sont le bois et le fer, pour le rabot du menuisier et le marteau du forgeron.

[1] De tout temps, on a distingué la mémoire des autres facultés intellectuelles, et je suis fondé à en établir le siége dans le *pneuma* ou le principe de vie des animaux. C'est là, selon moi, ce que l'on a appelé improprement *l'âme des bêtes;*

Vous faites, me dira-t-on, une pétition de principes, et nous ne comprenons pas plus votre *principe vital* que votre *sens interne*; cela se peut; mais puisque le cerveau et les nerfs, auxquels on est convenu d'attribuer la sensibilité, et que des physiologistes de la nouvelle école admettent jusque dans les plantes, ne sont pas sensibles par eux-mêmes, et ne sont que des organes de transmission; qu'ils ne disent rien, n'expliquent rien lorsqu'on les examine, et que, mis à découvert sur l'animal vivant, ils y paraissent aussi inertes, ils parlent aussi peu que sur le cadavre; puisque d'ailleurs, malgré les physiologistes

---

celles-ci, en effet, ont la faculté de se ressouvenir, de rêver et de répéter toujours les mêmes actes, à la présence des signes qui ont de l'analogie avec les antécédens, d'où ils conservent le souvenir. Plusieurs hommes même, dépourvus d'ailleurs d'esprit et de jugement, ont une excellente mémoire, celle des lieux, des individus, des pages et des lignes, ce qui prouve que la mémoire, la perception et le jugement n'appartiennent pas à la même capacité. Puis, qu'on anatomise le chien fidèle, on ne pourra découvrir dans son cerveau aucun département spécial de ses souvenirs et de son instinct, preuve qu'ils n'habitent dans rien de solide. Remarquons que, dans la vieillesse, nous perdons la mémoire de certains mots, que même dans le discours, il nous arrive alors de ne pas trouver les noms des personnes qui nous sont les plus connues, et qu'il nous faut désigner par une périphrase, comme cela m'arrive souvent, sans que pour cela la vigueur de la pensée et du jugement en soit altérée; ce qui forme une nouvelle démonstration que ces facultés découlent d'une source différente de celle de la mémoire.

11*

ci-dessus, il n'y a point de nerfs dans les plantes, dans les mollusques et dans les zoophites, il reste donc que les nerfs ne sont pas intrinsèquement le principe de la vie. Les nerfs ne sont non plus doués d'aucune motilité, d'aucune irritabilité, laquelle a été donnée exclusivement à la fibre musculaire. Ainsi, Spalanzani rapporte, dans le vingt-septième chapitre de son *Voyage dans les Deux-Siciles,* à l'occasion de l'examen qu'il fit des méduses observées dans le détroit de Messine, que l'ombelle ou le corps de ces mollusques entièrement gélatineux, ne jouit d'aucune contractilité, laquelle est entièrement départie aux tentacules, organes composés de

---

Mais les bêtes font toujours la même chose, ne parlent pas, n'ont aucune idée de l'espace et du temps, et ne sont susceptibles d'aucune moralité : la mémoire n'est pour elles qu'un assemblage de signes tracés par la crainte et par le besoin, qui les portent à certaines déterminations très-limitées quant à leur nombre et leur étendue : chez l'homme, au contraire, chez celui surtout en qui l'intelligence n'est pas obscurcie, les signes et les images reçues dans la mémoire sont l'occasion permanente d'idées de temps et d'espace, de réflexions, de combinaisons, de rapports, d'associations avec l'univers entier, de communications avec les autres hommes par la parole, l'écriture ou le langage d'action. Il y a, par conséquent, dans l'être humain, et par-dessus tous les êtres du règne organique, un principe intellectuel distinct du siége de la mémoire, et plus encore des organes sensibles à nos sens. Ce principe, indépendamment des connaissances acquises par l'intermède de la mémoire, a pour facultés intrinsèques, l'amour du beau et du bon, un penchant pour

fibres musculaires très-déliées. Or, comment les nerfs,
qui n'ont par eux-mêmes ni sensibilité, ni mouvement,
pourraient-ils être, par leur substance assez rapprochée
de celle des mollusques, les seuls moyens de sentiment
et de mouvement, et comment cette substance inerte,
quelles que soient les formes qu'elle affecte chez l'homme,
pourrait-elle servir d'intermède à la formation de la pensée ? Autant parlaient raison ceux qui lui accordaient pour
département la glande pinéale. Si donc le principe de vie
n'appartient pas à ce qui est visible et palpable, il reste
à le pressentir dans ce qui ne l'est pas, et qui pourtant
est déjà connu pour être l'élément de tous les corps or-

---

la justice, la bienveillance et la pitié qui se manifesteront toujours dans l'état normal, et dont les animaux, en apparence
les plus parfaits, ne fournissent aucune trace.

Il est vrai que ces facultés, que nous isolons des propriétés
de la matière, n'ont point été regardées comme consubstan-
tielles d'un être qui en fût distinct, par quelques esprits sub-
tils du dix-huitième siècle, dont les raisonnemens viennent
d'être reproduits dans un ouvrage intitulé : *Origine des notions morales, des lois civiles et du droit des gens*, où se trouvent
examinés les ouvrages de Grotius, de Puffendorf, Burlamaqui,
Vattel, etc., et où l'on prétend que ce droit des gens, ce
droit naturel, cette loi universelle des nations n'est qu'une
belle chimère. « La formation des idées morales dans le genre
humain, n'est, suivant Burlamaqui et son continuateur, que
le résultat des connaissances acquises par l'éducation et la société, par l'état de résistance réciproque et de danger mutuel,
qui a été celui de tous les hommes avant l'existence des lois ;
ce qui peut se concevoir en se représentant un individu dé-

ganisés, et pour se faire quelquefois apercevoir parmi les phénomènes de la vie, je veux dire les fluides élastiques (voyez l'introduction).

Cet agent ne peut être que mobile, puisqu'il doit se trouver partout, et en même temps exercer, dans certaines parties, des actes plus sensibles, conformément aux besoins de l'individu : or, revenant aux propositions que j'ai émises dans mon *Essai de physiologie positive* et dans mon *Traité du délire*, et que je n'ai fait que mûrir davantage, en généralisant de plus en plus mes idées, les principes de cet agent n'appartiennent pas moins dans ma pensée à ces élémens si disposés à devenir *fluides*

---

nué de toutes les connaissances, jeté tout-à-coup dans un monde qu'il ignore, lequel, ne connaissant ni d'oit, ni propriété, s'emparerait d'abord de tout ce qui serait à sa convenance, voudrait jouir de tout ce qui le flatterait, et serait paisible et doux, tant que tout lui céderait, violent quand il serait contrarié, mais qui apprendrait bientôt par l'expérience à s'instruire de sa faiblesse, à calculer les dangers et à s'abstenir d'une lutte inégale. Ainsi, de la crainte seule sont nées les notions morales et les lois; et ce qui le prouve, c'est ce qu'on se permet habituellement avec ses inférieurs, l'abus de la force contre la faiblesse, la tyrannie de la richesse sur l'indigence, l'injustice et la cruauté de tous ceux qui se trouvent placés au-dessus des lois pénales, enfin l'institution de l'esclavage. (Voyez *Philosophie du droit* dans les n^os des mois de janvier et avril 1829 de la *Bibliothèque universelle.*) „Mais qui a assisté au premier lever du genre humain, pour avoir acquis le droit, d'après ce qu'on aura observé, d'en devenir le détracteur? Sans nier les effets de la crainte, il faut faire la part de la *élastiques*, qui constituent presque en totalité tous les corps que nous connaissons, réunis entre eux par une loi d'affinité vitale.

Ici je dois admettre, avec Newton, que les fluides élastiques sont *discrets*, et composés de particules qui s'attirent et se fuient mutuellement ; et avec La Place, que le calorique ne forme pas moins un fluide soumis à des attractions et répulsions, dont les particules sont interposées entre celles des gaz, formant des courans en divers sens, connus sous le nom de *calorique rayon-nant*, et soumis à des lois aujourd'hui fort étudiées et suffisamment connues, telles que celles de la percussion, et de l'impulsion, du rayonnement, de l'équilibre mobile, etc. ; et, parlant ici de corps vivans, je ne trouve de différence avec les principes des deux grands physiciens, sinon qu'il faut ajouter aux lois générales qu'ils ont établies, celle qui régit l'affinité vitale, en vertu de laquelle, tant qu'elle existe, le calorique et les élémens qu'il peut tenir ou qu'il tient dans

---

conviction qui a tant de fois osé braver la force et rendre témoignage à l'existence de la vertu. Dans cette théorie, nous ne différerions des bêtes que par plus de sensibilité et d'impressionnabilité ; mais pourquoi les bêtes n'ont-elles pas aussi leurs lois, leurs tribunaux et leurs gouvernemens ? Sans doute beaucoup d'hommes n'écoutent pas les inspirations de la conscience et vivent comme les bêtes ; mais ils sentent bien qu'ils pourraient faire autrement, et cela seul prouve qu'il est en nous deux principes cachés, l'un commun à tous les animaux, l'autre appartenant en propre à l'espèce humaine.

un état gazeux, déclinent jusqu'à un certain point des lois générales. Cette manière de concevoir notre état actuel est si lucide pour moi, que je ne doute pas que tôt ou tard on n'y fasse une plus sérieuse attention.

Personne ne disconviendra d'abord que le calorique, ou si l'on veut la chaleur, ne soit une substance nécessaire à la vie, laquelle cesse dès que la chaleur disparaît; et cet agent, le fluide vital rendu élastique par le calorique, le même pour tous les corps qui vivent, me paraît un intermédiaire suffisamment rationel entre les images des choses hors de nous et en nous, et l'intelligence qui les perçoit. Je le suppose sécrété par le cerveau et les nerfs, qui ont certainement leurs fonctions, puis se répandre avec un juste équilibre dans toutes les parties du corps, pouvant dans quelques cas, s'accumuler avec excès dans un organe, ou se sécréter plus abondamment dans quelques autres, par l'application de moyens physiques et moraux, reconnus efficaces, par l'expérience, sous le nom de stimulans, de cordiaux, de nervins; où bien pouvant être modéré, équilibré, diminué par des substances très-connues, qui paraissent avoir une action dissolvante sur l'affinité vitale ci-dessus, étant elles-mêmes composées de gaz (acide prussique, morphine, strichnine, et autres alcalis végétaux), et qui peuvent aller jusqu'à en tarir la source. Cette sécrétion, opérée par le système nerveux, est dans ma pensée, analogue au rôle que je crois être autorisé à faire opérer aux membranes muqueuses, dont j'ai parlé dans le mémoire précédent, et se trouve, par conséquent, tantôt dans de justes proportions avec la santé, tantôt augmentée, tantôt diminuée, tantôt altérée dans ses qualités , comme les autres sécrétions; et ce fluide, quel qu'il soit, les animerait toutes. Quoi donc, nierions-nous l'existence du fluide vital parce qu'il échappe à notre vue? Mais après la mort, les appareils séreux, muqueux, biliaire, urinaire, musculaire, osseux, etc., ne sécrètent plus rien; dirons-nous pour cela qu'ils n'étaient pas actifs?

J'ai été amené à proposer un fluide élastique comme instigateur et véhicule du sentiment et du mouvement, par les considérations suivantes : par la promptitude avec laquelle les passions changent l'état ordinaire des solides et des liquides, et accélèrent le mouvement de ces derniers, augmentent ou diminuent la coloration et la température des solides; altèrent le sang, au point que, dans une violente colère, la salive peut devenir vénimeuse, que des enfans à la mamelle ont péri d'hémorrhagie ou de convulsions, ou ont été attaqués de violentes coliques, durant, ou après cet état; par la rapidité avec laquelle on passe de la force à la faiblesse, et de la faiblesse à la force; par l'espèce d'accroissement de volume de la poitrine, du cou et de la face, dans les sujets qui entrent dans le paroxisme; par l'éclat tout-à-coup augmenté de leurs yeux ou la cessation subite de leur phosphorescence, la saillie de ces organes dans leur orbite, ou leur affaissement subit; par la sensation d'une vapeur que les malades disent occuper et dilater leur tête, et dont la présence n'est pas impossible dans les ventricules du cerveau, qui leur occasione des vertiges, entoure de nuages le sens de la vue, et de sons trompeurs de musique, de conversations , de cascades, de bruits de

cloches, d'armes à feu, etc., le sens de l'ouïe; par l'odeur
ingrate et particulière de l'atmosphère des malades, attaqués d'affections dites nerveuses, des maniaques, avant
et durant l'accès, qui me la fait si souvent pronostiquer;
par les flatuosités auxquelles sont sujets ces sortes de
malades et qui en sont inséparables. Tous ces phénomènes sont constans, et je les ai observés avec soin : ils
ne peuvent s'expliquer par les lumières de l'anatomie et
de notre physiologie actuelle; il s'en suit donc que nous
devons recourir à de nouveaux moyens d'en rendre
compte.

A la vérité, cette manière de voir n'est presque qu'un
renouvellement de l'ancienne théorie *des esprits animaux*, qui a été reçue pendant tant de siècles, aban-
donnée·depuis qu'on n'a plus rien voulu admettre de ce
qu'on ne voyait pas. Je l'avais moi-même rejetée; et,
en rétablisssant de nouveau quelque chose d'analogue,
après quarante-deux ans d'études de l'organisme mort et
vivant, je sens que les auteurs de la doctrine des esprits
animaux et du fluide nerveux, y ont été amenés comme
moi, par l'impossibilité d'expliquer, par le pur solidisme,
les mouvemens d'expansion et de concentration, de haut
en bas et de bas en haut, que nous observons si distinc-
tement dans notre intérieur. Obligé de me rendre raison
des phénomènes morbides que je viens d'exposer, afin
d'en présenter la thérapeutique, j'ai cru insuffisant d'admettre, à l'exemple de plusieurs de mes contemporains,
comme matière des esprits animaux, le fluide électrique
et magnétique, aussi familier au règne minéral qu'au
règne organique, aux corps morts qu'aux corps vivans,

et par lequel les premiers ne sont pas rétablis, quoique fortement soumis à son influence, ce qui seul prouve qu'il n'est pas le principe vital : mais après avoir démontré, dans mon premier mémoire, que nos solides et nos liquides sont composés de gaz fixés, susceptibles de se dégager et qui se dégagent souvent effectivement; après avoir reconnu qu'eux seuls sont contractiles et dilatables par excellence, je les ai préférés à toute autre substance connue pour l'office d'atmosphère du principe de vie, d'intermèdes entre l'âme ou l'intelligence et les corps hors de nous, comme organes de la sensibilité, propres à la rendre éparse dans toute notre enveloppe tégumentaire, quand ils sont dans un état normal d'expansion, et à nous rendre étrangers à ce qui se passe hors de nous, lorsqu'ils sont contractés, dans quelques unes de nos parties, où une grande dose de sensibilité se trouve par conséquent accumulée [1]. J'ai l'espoir que,

---

[1] La composition du principe de vie, telle que nous l'admettons, aide singulièrement à nous rendre raison de ces morts sans lésion organique apparente : si ce principe ne consistait que dans la présence d'un courant électro-magnétique, l'on ne concevrait pas pourquoi ce courant, étant perpétuel dans notre système terrestre, des deux pôles à l'équateur et réciproquement, tantôt il entretiendrait la vie, et tantôt il permettrait sa cessation; mais dès que vous admettez, comme moteur de l'existence, un fluide composé de gaz réunis en un tout homogène dans l'état normal, laissant échapper son calorique, lorsqu'il se condense pour la nutrition, source par conséquent de caloricité, et sécrété par le système sensitif, il

par la suite, quelqu'un, frappé comme moi de l'absurde rôle qu'on fait jouer aux solides simples, développera cette idée beaucoup mieux que je ne puis le faire pour le moment.

Quoiqu'il en soit, toujours est-il vrai que si de bonne heure les impressions sont transmises par des organes malades, comme à travers une vapeur trompeuse, l'âme n'a vu que dans un nuage, et il ne lui reste que de fausses idées du véritable état des choses; et toujours est-il vrai aussi, que si dès l'âge tendre l'on n'occupe l'intelligence que de suppositions, que d'objets sans réalité, ces images mensongères, qui ont pris racine d'autant plus facilement qu'elles plaisent davantage, réagissent sans cesse sur le sens interne et par lui sur tous les organes dont l'intime composition est successivement altérée; car c'est encore une observation de fait, qu'autant l'habitude du faux amène tôt ou tard des altérations morbides, autant

---

est facile de concevoir que, pour peu qu'il y ait d'altération dans la sécrétion, et de disgrégation dans les gaz qui doivent rester réunis pour l'intégrité du principe, la vie cessera, sans laisser des apparences sensibles de cause de mort; ce qui pourra arriver à la suite d'une grande surprise, de grandes passions, de craintes, de terreur, de joie, de douleur et même de plaisir; à la suite de l'aspiration de substances éminemment septiques; à quoi on peut rapporter la pression violente exercée par l'air, vivement comprimé par le passage d'un boulet de canon, et qui tue en produisant une asphyxie immédiate de toutes les fonctions, comme il paraît y en avoir des exemples bien observés.

celle du beau et du vrai maintient la fraîcheur de la jeunesse, la santé et la vie. Or, dans cet état de maladie du corps et de l'esprit, dont mille exemples n'ont que trop prouvé la puissance contagieuse, il est surprenant, ainsi qu'on l'a vu dans les notices précédentes, comme l'attention, c'est-à-dire, la persistance à contempler la même image, peut durer long-temps, au point de nous isoler complétement de tout ce qui existe ; et cette attention peut s'établir spontanément, ou être provoquée par une voix ou des gestes sympathisans : « Supposez, a dit M. le docteur Virey, dans le *Dictionnaire des sciences médicales*, en parlant du magnétisme animal, une femme très-nerveuse, à qui l'on persuade qu'on exerce sur elle un pouvoir surnaturel, son imagination, captivée comme par enchantement, se promène partout où l'on veut la conduire. On lui commande de se porter sur l'intérieur de son corps, et, les yeux fermés, elle s'imagine le contempler ; elle épie les moindres battemens ; elle se met dans un état de clairvoyance intérieure, d'exaltation, d'isolement ; la voilà somnambule. Dès-lors, elle ajoute ou diminue à l'action inaperçue des organes, par cette puissante susceptibilité nerveuse ; en exaltant son tact, son corps peut frémir sous le plus léger effleurement, comme il peut aussi se montrer insensible aux choses les plus violentes, selon que l'imagination est préparée. » Ce sont là des faits dont j'ai été plusieurs fois témoin, et que je décris tels qu'ils sont, sans prétendre avoir pu en donner une explication complète. D'autres auteurs en ont donné les mêmes descriptions, mais en termes différens, ce qui ne fait rien à la chose : la plupart d'entre eux sont restés fidèles à la raison; quelques-uns sont restés convaincus de la réalité de ces rêveries, et sont plus à plaindre qu'à blâmer; d'autres n'y ont vu qu'un moyen de faire fortune, et ont abusé de la crédulité publique; hommes ennemis jurés de la raison, plus coupables encore que ceux qui cherchent à nous enlever la vie corporelle, puisqu'ils tendent à avilir et à paralyser l'étincelle sacrée qui nous place au-dessus des œuvres de la création !

ARTICLE V.

Des causes éloignées et occasionelles, physiques et morales des phénomènes précédens.

Si l'obscurité du sujet rend les explications que nous avons données sur la cause prochaine, le mode et le siége des phénomènes, beaucoup moins satisfaisantes, même à nos propres yeux, que nous ne l'eussions désiré; si la liaison entre ce qui vient d'être exposé, et ce que nous allons dire est tout aussi difficile à suivre, la coïncidence avec ces aberrations des causes occasionelles suivantes n'en est pas moins constante. Ces causes se retrouvent tant dans la nature même de notre esprit que dans certaines maladies de l'organisation, et dans la perversité de certains individus qui abusent, pour la ruine de leurs semblables, des talens et de l'adresse qui leur ont été départis; trois causes que nous allons mettre au jour avec quelques détails.

Et d'abord je ferai remarquer une chose de fait sur laquelle le commun des hommes glisse trop facilement : c'est que notre espèce a une tendance naturelle au spiritualisme, indépendamment de toute institution et de toute délimitation géographique; la mythologie des Grecs et des Orientaux s'est retrouvée chez les peuples du Nord, à mesure qu'ils se sont fait connaître; des milliers de dieux et de demi-dieux n'ont pas moins peuplé les forêts, les montagnes, les îles et les rivages des Scandinaves, des Calédoniens, des Bretons et des Germains, que ceux de la Grèce, de la Phénicie, de l'Égypte et de l'Orient, et partout des génies bons et mauvais accompagnent les actions des hommes, les portent à des vertus héroïques, ou les excitent à la fureur; d'aussi loin que l'histoire et les découvertes nous font connaître nos semblables, nous les voyons avoir horreur du néant, et saluer les âmes des morts, autour des tombeaux, dans les nuages, ou dans leur transmigration dans différens corps, et c'est même là la partie principale des opinions religieuses, observées par le major Laing, chez les Timanis et les Mandingues [1]. Mais à peine l'homme eût-il goûté les douceurs de la vie, que la douleur et divers accidens vinrent troubler sa tranquillité : accoutumé à croire que tout ce qu'il voyait était fait pour lui individuellement, ne connaissant encore rien de ce que les biens et les

____

[1] Voyez le premier voyage de cet illustre et malheureux voyageur parti de Sierra-Léone, chap. 2.

maux ont de relatif, et, ne pouvant s'élever à la considération que les accidens qui lui sont défavorables appartiennent aussi bien aux loix générales de l'univers que
ce qui lui arrivait d'heureux, il ne tarda pas à imaginer
que deux puissances régissaient le monde, l'une, auteur
de tous les biens qu'il était moins utile d'invoquer ; l'autre,
auteur de tous les maux, qu'il fallait sans cesse invoquer et fléchir par des sacrifices. Ce dualisme s'est rencontré partout, et partout le dieu du mal a eu plus
d'autels que le dieu du bien. Une autre opinion, que je
ne vois pas moins répandue et dont l'empire s'est étendu
partout, est celle d'une destinée, des destins qui sont
même au-dessus du dieu du bien et du mal, auxquels,
dans la mythologie grecque, Jupiter même était soumis :
opinion née de l'impossibilité de se rendre un compte
immédiat de tant d'événemens qui excitent notre surprise, et dont les esprits réfléchis et non prévenus finissent par trouver la raison. De là naquit le dogme, si
contraire à la morale, de la fatalité et de la prédestina-
tion. Telles sont les idées primordiales, antérieures à
tout ce qu'on nomme *philosophie*, en vigueur en Asie,
en Afrique, dans les terres de l'Océan pacifique, de
l'Océanie, des deux Amériques, partout enfin, où il y
a des hommes, qu'ils connaissent ou non ce nom de
philosophie ; d'où ressort cette vérité, qu'en dépit des ten-
dances matérielles, notre espèce a obéi partout au sentiment du spiritualisme, mais sans négliger les devoirs de son
existence physique, jusqu'à des époques où des hommes,
qui se sont institués ses maîtres, l'ont entraînée exclusivement tantôt dans une route et tantôt dans une autre.

Zoroastre, Pithagore, Platon et quelques autres anciens, s'emparèrent les premiers de ce caractère de la nature humaine, pour le faire servir de fondement à leurs systèmes, dont les erremens dominent encore aujourd'hui les esprits faibles et crédules : les premiers, ils eurent deux doctrines : une *exotérique*, ou pour le vulgaire, et l'autre *ézotérique* ou *acroatique*, c'est-à-dire, secrète ; et pour les initiés, ils inventèrent les mystères, les initiations, les invocations, les purifications par le jeûne et les diverses privations ; séparèrent les besoins physiques et la pratique des devoirs sociaux du spiritualisme ou de la spéculation, et fondèrent ces sectes de contemplateurs, où les disciples devaient et doivent encore se dépouiller de leurs biens, et quitter père et mère, frères et sœurs, pour suivre le maître ; et de la naissance de ces cerveaux pleins de rêveries, que les sots décorèrent du nom impropre de *sages*, auxquels la froidure du septentrion fut aussi favorable que les chaleurs du midi, date la croyance aux sortiléges et aux revenans. Platon remplit le monde d'anges et de démons de sa création, dont il y avait plusieurs étages. Socrate, son maître, avait eu son génie familier, et il devint bientôt de mode que chacun eût le sien : à l'admission de ces myriades d'êtres fictifs, les uns bons et les autres mauvais, ne tardèrent pas de s'adjoindre les doctrines orientales et surtout celles des deux Zoroastre ; la lutte consacrée dans le *Zant-Avesta* entre le dieu des lumières et celui des ténèbres, *Ormuyd* et *Ahriman*, ne répugnait pas aux doctrines de Platon, et les découvertes qu'on fit successivement en astronomie, en mathématiques, en physique et en chimie, et qui eussent dû être rendues publiques pour l'utilité générale, restèrent enfouies dans les temples ou dans les réunions secrètes des initiés qui les firent, au contraire, servir à fortifier leurs illusions, et qui mirent à contribution les feux souterrains, les gaz sortant des entrailles de la terre, les constellations, les météores, les maladies même, enfin la nature entière, pour forcer les destins, pour établir l'art de la divination, et enivrer les peuples trompés par cette fausse sagesse, leur donner de fausses idées du monde et de la Divinité, et par là faire pousser, au profit de leurs successeurs, de profondes racines au monstre de la superstition.

Le chaldéisme avait infecté la religion des Israélites, pendant leur captivité en Babylone, et de ce mélange était né le pharisaïsme, qui a été transmis, sans altération, aux juifs de la secte *rabbinique*, laquelle, sur plus de dix millions d'individus de cette race malheureuse, est la plus généralement répandue, par opposition aux *caraïtes* ou aux juifs qui n'admettent pas le talmud, et dont on compte à peine cent mille individus. Or, la secte rabbinique admet une infinité de superstitions, et surtout une démonomanie qui arme un nombre infini d'esprits malfaisans et invisibles contre le bonheur du genre humain, qui tourmente l'âme du juif, qui lui présente sans cesse dans ses maladies le *mauvais œil*, ou l'ange de la mort, et qui, dans les morts apparentes, lorsque l'asphyxié reprend la vie et le mouvement, engage à attribuer ce retour salutaire à un démon qui a pris possession du corps, et à agir en conséquence, au lieu d'apporter des secours appropriés : déplorables erreurs qui font le malheur de près de dix millions d'individus de l'espèce humaine, entretenues par le livre impie et absurde du talmud, et par les successeurs des Scribes et des docteurs déjà démasqués dans l'Évangile [1]. Et tel est un des principaux obstacles à l'entière civilisation des juifs, qui ne pourra s'accomplir que quand leurs instituteurs n'auront plus intérêt à les tromper par des fables auxquelles il est bien difficile qu'eux-mêmes puissent ajouter foi. Mais voici le comble de la démoralisation occasionée par ce qui reste de la doctrine de Zoroastre, ou des deux principes, dans les contrées qui furent le berceau de son fondateur : c'est la croyance ou le culte de latrie accordé uniquement au diable ou mauvais principe, et le total oubli du principe de tout bien : sans doute, nous trouvons, parmi les nations africaines, beaucoup plus d'empressement à honorer le mauvais principe que le bon ; de même que parmi les nations civilisées l'on ne voit pas moins les peuples et les rois faire plus d'accueil à leurs ennemis qu'à leurs amis, ce qui est un effet naturel de la crainte ; mais du moins les nègres ont-ils de la reconnaissance pour le bon principe, au lieu que les brigands, dont je vais parler, ne reconnaissent plus que le mauvais, et nous dévoilent l'origine de ces scènes insensées et barbares du sabbat, dont il a été question à l'article deux, et qui s'étaient mérité la juste animadversion des lois. Dans sa *Relation du voyage de Constantinople à Bassora par le Tigre et*

---

[1] Voyez, *De l'histoire et de la doctrine des juifs*, par Peter Béer.

l'Euphrate, en 1781, l'auteur, M. Sestini, rapporte [1]
« qu'au sortir de Zacco (*Tigranocerte*), ville de l'ancienne
Chaldée, habitée par des Kurdes, des Chaldéens et des
Juifs, sa caravane campa au village de Séméni, près des
tentes d'un Aga dépendant des Jésides du Singiar, qui
lui fournirent une escorte; que ces Jésides, tribu d'environ quatre mille hommes à cheval, armés de lances,
brigands redoutables pour les Musulmans, à l'aspect
et au regard farouche, adorent le diable qu'ils appellent *Ciclebi* (monseigneur), lequel, si quelqu'un s'a-
vise d'en mal parler en leur présence, ils vengent aussitôt, en mettant le coupable à mort sans miséricorde;
qu'ils n'ont ni livres, ni temples, et qu'ils disent qu'il
ne sert de rien de jeûner et de prier, parce que leur patron les fera bien entrer au paradis, sans qu'ils s'en
mêlent; qu'ils ont, dans le Kurdestan, un émir ou papa,
auprès duquel ils se rendent, un certain jour de l'année,
avec leurs familles, et où, après un grand festin, et dès
que la nuit est venue, on éteint les lumières, et hommes
et femmes se mêlent confusément, etc. »

Toutes ces fausses doctrines, à savoir : le *pythago-
réisme*, le *platonisme*, le *zoroastraïsme*, la *kaballe*, le
talmutisme (ou superstitions des juifs), etc., fleurissaient
à Alexandrie et dans plusieurs autres villes de l'Orient,
lorsqu'apparut la religion chrétienne qui devait toutes
les subjuguer par sa clarté, sa pureté et sa simplicité;
mais les sectateurs des différentes branches de la soi-
disant philosophie ancienne, loin de s'y soumettre, et

---

[1] Pag. 136 et suiv.

craignant de perdre leur crédit par cette nouvelle lumière, cherchèrent à l'obscurcir en l'associant aux objets de leur croyance, et parvinrent à établir ce syncrétisme qui a été plus funeste encore à la paix des consciences et à la raison humaine. Se forma alors, de la réunion de toutes les opinions théosophiques, la secte orgueilleuse des gnostiques (savans par excellence), féconde en thaumaturges (*faiseurs de miracles*) et en magiciens, parmi lesquels il suffit de nommer Simon dit le Magicien, Ammonius Sakkas et Apollonius de Tyanne qui, profitant des connaissances en physique, déjà assez grandes à cette époque, pour capter de plus en plus la confiance d'un peuple crédule et malheureux, parvinrent à se faire passer pour des hommes divins, et eurent de nombreux disciples. La secte se divisa en plusieurs ramifications qui couvrirent l'empire romain d'Occident et d'Orient : elle donna naissance aux simonites, aux marcosiens, aux ophites, aux manichéens, aux adamites, aux carpocratiens, aux arriens, etc. [1], qui eurent des écoles jusqu'au sixième siècle de notre ère, époque à laquelle elles furent définitivement fermées, mais sans qu'on fût jamais parvenu à étouffer les erreurs désastreuses qu'on y professait et qui se sont propagées comme par instinct jusqu'à nos jours. En effet, les classes inférieures et ignorantes ont conservé les croyances au pouvoir du démon, à son intervention et aux sortiléges, tandis que

---

[1] Voy. l'*Histoire critique du gnosticisme*, par M. Matter, professeur d'histoire ecclésiastique à l'Académie de Strasbourg. — Strasbourg, 1828.

les classes plus élevées n'ont souvent pu se défendre du
mysticisme et des illusions de l'illuminisme, fondés sur
les vieilles traditions; et les temps modernes ont connu
cette femme célèbre, qui entraînait après elle des populations en 1814, qui se croyait avoir mission de chris-
tianiser le monde, selon les principes de l'Église primitive, qui obtint la confiance d'un grand prince, en le
constituant l'*ange blanc*, qui avait reçu mission de réé-
difier ce que l'*ange noir* avait reçu mission de détruire,
qui, enfin, eut une grande part dans la conception d'un
traité qui influa long-temps sur les destinées de l'Europe [1]. Or, l'ange blanc et l'ange noir de Mme de Kru-
dener n'étaient autre chose que les deux principes de Zoroastre et de la gnose; et son rêve d'une révolution
religieuse, en faveur du genre humain, datait des premiers siècles du christianisme, et avait déjà fait plusieurs
martyrs. Les idées enfantées par ce mysticisme étaient
assez puissantes pour concentrer, comme on l'a vu, à
l'intérieur, toutes les affections, de manière à ne plus
s'apercevoir de l'action des impressions extérieures, à
émousser le sentiment et à pervertir toutes les sensations.
Il est vrai que cette puissance était encore aiguisée par
la contradiction et par l'opposition qu'elle trouvait dans
l'ordre des choses établi, lequel eût pu en être renversé,
en sorte que les persécutions donnaient un nouveau poids
et une nouvelle force à ces rêveries. Le quiétisme, le jan-
sénisme et autres rejetons de la même souche n'eussent

---

[1] *Histoire d'Alexandre Ier, empereur de toutes les Russies,*
par Alphonse Rabbe, tom. II, pag. 246 et suiv., Paris 1826.

pas produit l'épidémie des convulsionnaires, si l'administration publique, considérant cette nouvelle secte comme un délire, ainsi qu'elle l'était, s'était contentée de placer à l'hôpital des fous les plus fanatiques et les plus dangereux de ses membres ; et la croyance aux opérations magiques eût acquis moins de consistance, si, loin d'en faire l'objet de sérieuses recherches, l'inquisition eût cherché à soulever le voile mystérieux dont s'environnaient les prétendus sorciers, si elle eût remonté aux causes, et qu'elle se fût bornée, comme elle devait le faire, à réprimer les excès criminels des plus forcenés, à traiter les autres comme des insensés, mais surtout si elle eût pu voir et qu'elle eût montré aux gouvernemens que ces grossières superstitions continuaient à avoir du crédit parce que les masses étaient entièrement dépourvues d'instruction : toutefois, il vient d'être démontré que les causes de ces aberrations sont très-anciennes, antérieures même au christianisme, et c'est avoir montré bien peu de critique que d'avoir attribué le délire des convulsionnaires uniquement à l'érotomanie, comme l'a fait le docteur Hecquet, ou à l'action des jésuites, comme le prétend M. Dulaure [1], puisque ce ne furent pas seulement des jeunes filles qui en furent attaquées, mais qu'il fut partagé par des personnages graves et éclairés d'ailleurs, et puisque toutes ces manies dataient de loin, et déjà depuis des siècles où l'on ne songeait nullement à établir une compagnie de Jésus.

Les livres ascétiques composés par des auteurs crédules

---

[1] Voy. son *Histoire de Paris*, tom. VII, pag. 340 et suiv.

et ignorans, les fictions des poëtes et des romanciers, et les contes absurdes que les femmes font aux enfans, dans l'éducation première, ainsi que les terreurs par lesquelles elles cherchent à appaiser leurs cris et à les rendre do-ciles, n'ont pas peu contribué à nourrir ces illusions traditionelles auxquelles les sujets dont la raison n'est pas formée, prennent tant de plaisir : les romans, sur-tout, dont la lecture fait l'unique occupation des oisifs des deux sexes, dans les villes et dans les campagnes, d'autant plus attachans qu'ils présentent des faits surna-turels et impossibles, produisent quelquefois des impres-sions si fortes, que de finir par faire prendre leurs fictions auxquelles on ne croyait pas d'abord, pour des réalités. Ainsi, je connais une femme, sans cesse occupée de ces lectures, qui, ayant été frappée à diverses reprises de la fable de tableaux parlans et mouvans, qu'on voit dans plusieurs romans anglais, a été tellement possédée par ces images fixes, qu'elle tombe aujourd'hui en faiblesse quand elle entre dans une chambre, où il y a des ta-bleaux et surtout des portraits, qu'elle croit se mouvoir et la fixer, et qu'elle ne peut rester à l'église qu'en te-nant les yeux fermés [1].

---

[1] Il est connu qu'un portrait fait suivant les règles de l'art, c'est-à-dire, où le peintre a placé le point lumineux de l'œil, dans une position assortie à la direction qu'il a donnée à la lumière par la disposition des jours et des ombres, lorsque le spectateur dirige ses regards sur lui, semble le regarder, et montrer de la mobilité dans ses yeux, à mesure que le même spectateur change de place. Pour peu qu'on ait le sens droit,

Plusieurs maladies, entr'autres celles qui ont leur siége dans le bas-ventre, ou qui dépendent d'un état adynamique de tout le système, sont capables de produire la plupart de ces effets extraordinaires par le trouble qu'elles portent dans les fonctions des sens internes et externes, comme la chose a déjà été expliquée, et il est certain que nos affections, nos regards, l'expression de notre physionomie, notre humeur, portent la teinte de l'exaltation ou de l'affaissement de tel ou tel de nos principaux organes abdominaux. Les spasmes et les flatuosités du conduit intestinal ont une grande part dans les hallucinations, la croyance aux possessions, dans la mélancolie et la misanthropie; la seule présence des vers a souvent occasioné des phénomènes qui paraisssent surnaturels, tels que celui de grimper le long des murs, comme la sorcière dont il est parlé au second article, ou d'être frappé d'im-

---

on n'est point étonné de cette disposition, car on sait que le peintre a dû s'attacher à réduire sans cesse au même point fixe les mouvemens divers de l'œil de la personne qu'il était occupé à peindre, de manière que le regard de l'œil peint fût nécessairement le même de tous les côtés, et d'autant plus que la peinture n'a point de relief, ce qui fait que le clair obscur de la face ne subit aucune variation, et qu'ainsi la position du point lumineux reste toujours la même, relativement à la distribution générale de la lumière, de quelque côté qu'on regarde la tête du portrait. Mais c'est précisément ce qui produit l'erreur des ignorans, de ceux qui n'ont pas le sens droit ou dont l'imagination est abusée par les romanciers, qui ont profité de cette apparence d'optique, pour faire mouvoir des portraits dans leurs bizarres narrations.

mobilité, d'avoir l'apparence d'un inspiré, de parler diverses langues, de faire des sauts et des gambades très-difficiles, de voir et d'entendre des choses qui ne sont pas, d'être parfaitement somnambule, et de faire des pièces de vers et d'éloquence durant cet état, etc., phénomènes qui sont dissipés par l'admnistration de vermifuges efficaces, comme j'en ai donné des exemples dans mon *Traité du délire.* J'ai pareillement guéri, par des anti-scorbutiques, la dame hallucinée, dont j'ai parlé à l'article trois, et dont j'avais reconnu le scorbut être la cause de son état. Les veilles, les jeûnes et la solitude sont encore des accessoires très-propres, en détruisant la santé, à favoriser les illusions reçues et à en faire naître de nouvelles : il est connu que ce sont là des moyens employés par tous les partisans du mysticisme, et il ne l'est pas moins, d'après ce que nous a appris l'abbé Faria, nommé précédemment dans ses révélations des manœuvres secrètes dont il avait été l'un des principaux artisans, pour faire des époptes (*voyans, prophètes, somnambules*), qu'on ne donnait que la plus chétive nourriture aux misérables qui s'y soumettaient, et qu'on leur tirait quelquefois du sang, jusqu'au blanc, afin de les faire arriver plutôt à la perfection; en quoi cette autre classe de malades a beaucoup d'analogie avec ceux qui ont fait le sujet du premier mémoire.

On a distingué avec raison l'imagination en *active* et en *passive :* la première est fécondante, et c'est celle des chefs de secte; la seconde ne fait autre chose que de recevoir les impressions sans examen, et c'est celle des esprits ordinaires, ou de la multitude; cette dernière féconde aussi, mais c'est par l'entraînement de l'exemple ou de l'imitation. Les chefs de secte peuvent être de bonne foi, et entraînés eux-mêmes par leurs abstractions, croire qu'ils ont un génie famillier, qu'ils traversent les airs et se transportent à volonté, comme on l'a vu à l'article deux, de quelques hommes doctes d'ailleurs, et qui ne s'étaient pas permis d'aborder les origines de leurs croyances. Ces hommes ont communément une éloquence de paroles, de gestes et de physionomie (le *logos*, le *verbe*, qu'il ne faut pas prendre pour un *éon*, une intelligence, à la manière de certains énergumènes de nos jours), qui produit un effet magique sur les ignorans, et surtout sur les classes malheureuses et souffrantes, qui croient y trouver des motifs de consolation. Le pouvoir de ce charme est certainement très-grand, et, comme l'a dit d'elle-même la maréchale d'Ancre, dans sa réponse à ses juges qui la croyaient sorcière, il suffit bien pour subjuguer toutes les âmes faibles : cependant il ne paraît pas avoir toujours été employé seul, et plusieurs chefs de sectes, ou imposteurs qui conservaient leur sang-froid, y ajoutèrent des mascarades, des jongleries, des aides (ou *compères*), des prestiges de la physique, et même des poisons stupéfians, afin de faire plus d'effet ; le bouc-satan du sabbat était incontestablement un imposteur, ainsi travesti, qui faisait réunir ses partisans pendant la nuit dans un lieu écarté, après leur avoir donné certains breuvages de la même manière que le Vieux de la montagne, faisait trouver ses sicaires dans un lieu délicieux, après les avoir enivrés. Je ne saurais douter que les plus anciens imposteurs n'ait tiré parti de la gastriloquie (ventriloques, *en gastrimythes*), dont Hippocrate et quelques pères de l'Église ont eu connaissance, et qui, de nos jours, a encore fait prendre, pour des hommes extraordinaires, les prestigiateurs les plus habiles dans cet art. La fantasmagorie (assemblée de fantômes), ne doit pas moins avoir été mise à contribution, car l'on a connu de temps immémorial les effets des miroirs métalliques, de même que divers autres intermèdes de physique inconnus au vulgaire, dont l'ingénieux auteur du *Voyage d'Antenor* a fait une piquante description, au sujet des initiés dans les mystères de l'Égypte. Quant aux onguens et aux breuvages assoupissans, et même aux poisons, les procès instruits par l'inquisition en font foi, quoique la nature de ces substances soit restée cachée même à ceux qui les employaient (les compositeurs et les chefs ayant toujours eu le secret de rester derrière la toile); les sortilèges d'ailleurs avaient toujours marché de pair avec les empoisonnemens, et dès la plus haute antiquité, les imposteurs n'avaient pas négligé de s'aider des narcotiques; ainsi, lisons-nous dans le traité de Jamblique, que j'ai déjà cité : «Psélius, dit-il, rapporte le fait suivant, d'après son maître Marcus (ou Marcon), témoin oculaire, savoir : qu'il connaissait un homme qui rendait des oracles et prophétisait d'une manière admirable, lequel, ayant été étroitement pressé de dire comment il y était parvenu, avait enfin avoué qu'il avait appris, d'un certain Alétus-Livius, à conjurer les démons au moyen de certaines herbes; qu'il avait été conduit pendant la nuit sur une montagne, où, après lui avoir fait mâcher une plante, et lui avoir fait frotter les yeux avec certains onguens, il lui était apparu une troupe de démons semblable à une nuée de corbeaux, qui entrèrent par sa bouche, dont il reçut depuis lors la connaissance des choses les plus secrètes du présent et de l'avenir. » Plus loin, l'auteur nous apprend que la belle-sœur de Psélius même, «étant en couche et dans de grandes souffrances, des femmes lui amenèrent un étranger déjà vieux, nommé Anaphalangium, de couleur noire, qui lui fit prendre quelque chose, après quoi, elle entra en fureur, se disputa avec l'étranger, en langue arménienne qu'elle ne connaissait pas auparavant, puis s'endormit profondément; et à son réveil, elle continua à avoir le don des langues, ce que ces auteurs attribuent à la continuation des opérations des démons [1], » d'où il est évident que les merveilles du temps passé n'étaient pas plus énygmatiques que celles du temps présent, si l'on avait voulu y voir le véritable état des choses.

---

[1] Jamblich., *de Myster. ægypt.*, etc.; Psélius, *de Dæmonibus, pag.* 545 *et seq.*

ARTICLE VI.

*Des sexes, des âges, des tempéramens, des climats et
du genre de vie qui prédisposent le plus à ces maladies.*

———

De même que le microscope solaire nous fait voir une
multitude de mondes animés, qui sans lui n'auraient
pas existé pour nous, de même aussi la facilité à croire
nous fait-elle communiquer avec des êtres innombrables,
à qui elle donne l'existence, augmentant par là singulièrement nos richesses et l'importance de notre condition. Mais cette facilité n'est pas générale, et nous en
avons un exemple journalier dans les singeries pratiquées
pour produire le prétendu magnétisme animal, dont les
uns vantent la grande efficacité, et croient de bonne
foi devoir le soutenir, et dont les autres n'y découvrent
que du ridicule : les premiers, dit-on, font merveille
lorsqu'ils agissent sur des sujets dociles et soumis, en
croyant et voulant fortement; les seconds, au contraire,
ont beau répéter exactement tous les actes, et ils ne réussissent à rien, uniquement, disent les adeptes, parce
qu'ils ne croient pas. Donc, conclurons-nous, la persua-
sion d'une chose n'est pas tout-à-fait un être sans fondement, puisqu'elle peut passer d'une personne à une
autre. Ainsi, dans les deux dernières années du siècle
passé, j'ai connu deux médecins dauphinois, grands
magnétiseurs, qui portaient toujours sur eux une baguette d'acier, avec laquelle ils prétendaient avoir fait

plusieurs cures, et qui appartenaient d'ailleurs à une secte d'illuminés de ce temps là ; éloignés l'un de l'autre, ils se rapprochaient quelquefois pour faire assaut de magnétisme, en ma présence, et me magnétiser moi-même, afin de me convaincre : ils étaient de très-bonne foi, et faisaient force contorsions pendant qu'ils opéraient, s'impatientant de ce que je demeurais insensible. Toutefois l'un d'eux, à qui je donnais des soins depuis un an pour une cruelle maladie chronique, ne tirait aucun fruit de sa pratique, et n'était soulagé que par de fortes doses d'opium, ce qui pourtant ne le guérissait pas de sa crédulité [1].

---

[1] A cette même puissance sur l'imagination, doivent se rapporter la croyance d'être guéri, ou même les guérisons temporaires de maladies attribuées de notre temps au prince de Hohenlohe, dont on ne parle plus guère, et à Mme de Saint-Amour, de Nantes, dont les journaux ont parlé (voyez le *Globe*, n° du 28 février 1828, et *Gazette de santé*, n° du 8 mai 1829); l'un et l'autre agissant, le premier, au nom d'une piété sincère, et la seconde, comme élève du mysticisme de Swedembork; tous les deux pouvant offrir des témoins authentiques de leurs miracles, et tous les deux ayant échoué, et les maladies qu'ils avaient guéries étant revenues, dès que la foi de leurs malades était tombée; heureux du moins ces derniers d'avoir été quelque temps soulagés! Ainsi l'avais-je vu en 1814, dans la Basse-Provence, d'un prophète Élie, qui guérissait tous les maux avec sa salive, et qui ne fut qu'un imposteur, dès qu'il eut estropié un enfant; et à Strasbourg, en 1817, d'un enfant d'Ottrot, dont l'attouchement était souverain, jusqu'à ce qu'il se fût sali, dans le lit d'un général, qui le faisait coucher avec lui.

Nous devons, par conséquent, rechercher les circonstances prédisposantes à cette manière d'être, et les considérer dans les lieux et les climats, dans le sexe, l'âge, le tempérament, le degré de force et de faiblesse, les professions, le genre de vie et de nourriture.

Ce n'est pas dans les plaines où règne une constante uniformité que se trouve le plus de disposition à admettre comme vrais des faits surnaturels ; c'est dans les pays à accidens, dans les montagnes et dans les vallons, au voisinage des forêts, là où des pics multipliés accumulent souvent des nuages ; là où le fracas des torrens, le bruit des vents et des feuillages, les creux des rochers et des troncs d'arbres, les clairs et les obscurs, tant pendant le jour qu'à la lueur de la lune, procurent à chaque pas de nouvelles illusions ; puis, c'est dans les veillées, durant les longues nuits d'hiver, que se préparent, autour d'un conteur, ces terreurs ridicules qui vont nous dominer ; ces illusions de fortune, ces vains songes, ces existences surnaturelles, dont les impressions, quoique combattues, durent bien souvent toute la vie. Le degré de température habituelle n'y fait rien, ou seulement bien peu de chose : il est vrai qu'en général l'imagination des peuples des climats chauds est extrêmement vive ; mais si leurs sens s'exaltent facilement, si le principe mobile du sentiment entre très-vite en expansion telle qu'il dépasse la mesure, c'est, comme l'on dit, un feu de paille, qui ne tarde pas à être éteint. Nulle part les rêveries de la vie contemplative n'ont acquis autant de stabilité que dans les contrées qui environnent la mer Baltique, l'Allemagne du nord et les régions polaires,

comme si le sentiment s'y était contracté et se trouvait
refoulé de l'écorce, dans le cœur de leurs habitans.
Quand on s'est familiarisé, dans les livres classiques,
avec les dieux de la Grèce, l'on croirait volontiers qu'il
n'a existé de mythologues que sous le beau ciel du Midi
et de l'Orient : mais la découverte des *Saga* et des *Edda*,
livres sacrés des anciens Scandinaves, nous fait connaître
une théogonie fort analogue à celle des premiers, sévère,
il est vrai, comme le climat, mais composée de même
de trois grandes divinités, *Thor*, *Odin* et *Freyr*; de la
croyance à des peines et à des récompenses après la vie;
de déesses du destin ou *Nornes*, et d'une foule d'êtres
surnaturels d'un ordre inférieur, tels que les *Alfes*, les
Discs, les *Landvuller*, les *Troldes*, etc.; les uns pro-
tecteurs des hommes, et se plaisant à les secourir, les
autres leurs ennemis et leurs persécuteurs, habitant
encore, à l'heure qu'il est, dans l'imagination de ces
peuples, les lieux solitaires et escarpés de la Suède, de
la Norwège, du Danemarc, des îles Orcades et de Sec-
land, le Groënland, etc. Quelles qu'aient été, au surplus, les superstitions des climats chauds, elles n'ont
jamais été ni aussi féroces, ni aussi insensées, ni aussi
fixes que celles des pays froids : je ne découvre pas dans
les annales des premiers cette croyance barbare des Français du nord et de l'occident, des douzième, treizième
et quatorzième siècles, de pouvoir faire périr un ennemi
en piquant sa figure faite en cire, qu'on avait fait bap-
tiser par un prêtre; d'où je suppose que la disposition
aux croyances superstitieuses n'est pas particulière aux
peuples du Midi et de l'Orient.

Des deux sexes, les femmes sont réellement par tout l'élément le plus mobile, celui dont le sens interne ressemble d'avantage à une substance gazeuse, qui se contracte et se dilate alternativement, et qui reçoit avec facilité toutes les impressions jusqu'à une certaine période de la vie, à laquelle la scène change. Soit à cause de cette impressionnabilité qui produit assez souvent, dans les actions et dans les discours, des saillies étonnantes, soit comme sexe principalement propageant, les femmes se sont mérité à juste titre, chez toutes les nations de l'antiquité, des respects et de la considération : nous les voyons chez les peuples du Nord, comme chez ceux du Midi, investies de la puissance de la divination ; les Germains et les Scandinaves les consultaient avant de marcher à la guerre et de livrer bataille ; le Nord comme le Midi a ses sybilles, ses prophétesses, ses vierges interprètes des livres des destins ; c'est à des individus de ce sexe que s'adressent les prêtres des plus fameux temples de la Grèce pour faire rendre leurs oracles ; c'est ce sexe timide, qu'ils préparent par des jeûnes, des macérations, par des songes, des terreurs ; ce sont ces victimes si souples et si pliantes, qu'ils habituent aux vapeurs et aux gaz qui devront les enivrer, quand on les fera monter sur le trépied sacré : rien n'a été changé à cet égard, et quand il a fallu jouer les rôles les plus difficiles, et attester les événemens les plus incroyables, ce sexe y a toujours eu la plus grande part.

Enchanteresses par leurs propres charmes, tant qu'elles ont été jeunes, bien des femmes ont su encore en imposer dans un âge avancé par la crainte qu'elles inspiraient ; c'est une grande singularité que l'idée de sortilége que le vulgaire attache à la présence de certaines vieilles femmes, par trop disgraciées dans leur physique : il n'est que trop vrai que, parvenues à l'hiver de la vie, un grand nombre de femmes négligées et abandonnées, deviennent autant moroses et opiniâtres qu'elles avaient été vives, mobiles et sémillantes ; que plusieurs, délaissées du présent et ne vivant que du passé, ont pu prendre pour de la crainte ou du respect pour leur expérience, l'éloignement qu'inspire à la jeunesse les ravages de leurs traits et l'altération de leur voix, auxquels s'ajoutent l'expression repoussante de la tristesse et de l'ennui ; et qu'elles auront pu en profiter pour ressaisir une sorte d'empire, surtout dans les populations crédules et ignorantes ; il n'est pas moins vrai enfin qu'oubliant dès-lors toute leur nullité, et se prêtant au pouvoir qu'on leur suppose, elles ont pu devenir incessamment l'oracle et l'effroi de toute la contrée ! Telles ces magiciennes si bien décrites par Walter Scott, et qui sont prises dans notre faible nature, au visage blême, aux yeux hagards et étincelans, aux cheveux plats et flottans, au corps long et décharné, portant d'une main la baguette, symbole de leur puissance, franchissant d'un pied léger les pointes des rochers et les précipices, évoquant à elles d'une voix lugubre les génies infernaux et les âmes des morts, commandant aux vents et aux tempêtes !....

Il est presque inutile de dire que l'enfance et l'adolescence sont dans les deux sexes l'âge des impressions ; mais, quant au sexe mâle, la période de la jeunesse et la virilité, âges de la force, de l'audace et des passions,

13 *

cette période, disons-nous, est peu disposée à être crédule, et à admettre des images sans réalité. La chose re-
devient plus facile dans la vieillesse, âge où commence la
décomposition, et où le sentiment de sa propre faiblesse
ramène les terreurs et la soumission aux menaces, chez
tous les sujets qui sont restés sourds antérieurement à
la voix de la raison. A un âge avancé, l'homme n'apprend plus rien, s'il n'a pas fait de la recherche de la
vérité son unique occupation : ses sens internes se concentrent pour ne lui présenter que des images bizarres
et incomplètes du passé, triste et folle expérience qui
n'approuve du présent que ce qui lui ressemble ! aussi,
parmi les enfans de la crédulité et les disciples des plus
audacieux imposteurs, compte-t-on beaucoup de vieillards, et principalement dans cette vieillesse anticipée,
amenée par l'abus des plaisirs en tout genre. Qui n'aura
pas observé de ces vieillards jeunes d'âge, aux jambes
grêles et tremblantes, au regard éteint, autrefois rieurs de
tout, maintenant métamorphosés en bigots intolérans?

L'expérience serait une voie inutile à parcourir, si l'on
pouvait encore douter que la diversité des tempéramens,
ou si l'on veut de la texture de l'organisation, établisse
une grande différence dans la facilité à former et à nourrir
des abstractions et dans la susceptibilité d'être ému par
de vaines illusions : nous n'entreprendrons pas de poser
à la lettre, comme autant de réalités, toutes les nuances
de caractères physiques données par les anciens; mais
certes l'on conviendra que le tempérament sanguin,
ami des plaisirs et de la bonne chère, est peu propre
aux abstractions durables, et qu'il est trop distrait par

ses penchans pour s'arrêter à des considérations chimériques, à moins qu'il n'ait éprouvé de grandes altérations. Il n'en est pas de même des tempéramens qu'on a nommés bilieux, mélancolique et phlegmatique, qui ont fait le sujet de mes recherches depuis plus de quarante ans que j'observe : c'est parmi les deux premiers, lesquels souvent se confondent ou passent l'un dans l'autre, que se trouvent tous les chefs de secte, en fait de mysticisme, et tous les énergumènes : aussi gonflés intérieurement d'images fantastiques et d'orgueilleuses pensées, qu'ils sont extérieurement secs, pâles, aux sourcils et aux cheveux noirs, plats, appliqués sur le front, à l'œil cave, à la parole mordante, au maintien taciturne, ne voulant des disciples que pour être adorés ; étrangers aux affections d'autrui, ils offrent à l'observateur le parfait modèle de l'égoïsme le plus desséché. Le tempérament phlegmatique est la matière sur laquelle s'exercent les trois premiers : froid, souple, mou, dénué de forces, il prend vraiment toutes les formes qu'on veut lui donner, et n'éprouve que des émotions passagères : une complexion musculaire ou athlétique s'allie fort bien à ce tempérament et forme la constitution physique de la plupart des gens de la campagne, qui, conséquemment, ont été de tous les temps les dupes de l'imposture et du charlatanisme, comme les victimes soumises de tous les genres d'oppression.

Les forces (et j'entends par là non les forces musculaires, mais les forces vitales), dont les différens sujets sont doués, doivent être prises en grande considération dans l'estimation des dispositions à la crédulité et aux vaines terreurs : les individus très-vivaces ou qui jouissent d'une grande énergie physique et morale, ne se laissent pas facilement influencer par des propositions dont la solidité ne leur est pas démontrée; tandis que les personnes faibles et délicates ont bien de la peine, comme je l'ai éprouvé moi-même, à se soustraire aux préjugés irréfléchis de leur enfance, et que ce n'est jamais qu'avec répugnance, et en appelant la raison à leur secours, qu'ils s'exposent aux situations qui leur avaient autrefois causé de la frayeur, avec ou sans motifs. Or, comme les sujets forts n'éprouvent pas ces impressions, il reste donc que le tissu de l'organisation des sujets faibles diffère en quelque sorte de celui des premiers : et c'est en quoi les réflexions que nous avons présentées au quatrième article de ce mémoire sur les élémens gazeux de notre sens interne trouvent encore leur application. Nous ferons remarquer, en effet, que quoique, forts et faibles, nous soyons également entourés de la même enveloppe atmosphérique, dont la hauteur ou l'épaisseur est assez généralement estimée de treize à quinze lieues, et qui est censée peser sur le corps d'un homme de quinze pieds carrés de surface, environ trente-trois mille livres, d'après les physiciens; cependant ce poids qui, quel qu'il soit, est nécessairement une réalité, est insensible pour les forts, soit qu'il augmente, soit qu'il diminue, tandis que les faibles en ressentent toutes les variations; que les aliénés, les personnes attaquées de maladies convulsives, et celles dites nerveuses et vaporeuses, sont en proie à leurs accès, durant les vents du sud et de l'est, ou sont douloureusement affectées par les vents de bise;

ce qui ne peut dépendre que de la relation des fluides extérieurs avec les fluides intérieurs de notre corps, dont les efforts réciproques sont continuellement contrebalancés dans les sujets sains et robustes, et manquent d'équilibre chez les personnes malades. Est-il, en effet, concevable que les fluides élastiques au milieu desquels nous vivons, n'agissent que sur nos solides, et faisons-nous des instrumens météorologiques avec des corps fixes ? Et puisque les êtres faibles sont les plus passibles des impressions anormales qui sont le sujet de ce mémoire, il y a donc un rapport entre les gaz qui nous entourent, ceux qui nous constituent, et le siége de la sensibilité !

Enfin, les professions diverses, le genre de vie, les opinions de ceux avec lesquels nous avons été élevés, ne sont pas moins des causes prédisposantes : en général, ceux qui exercent les professions les plus abjectes, et qui ne doivent jamais réfléchir; la populace des villes, les ouvriers et les artisans qui mènent une vie renfermée et sédentaire, sont beaucoup plus crédules et s'alimentent de plus grossières erreurs, que ceux qui passent leur vie en plein air et qui exercent continuellement leurs membres : parmi les hommes livrés aux travaux des champs, les bergers sont ceux qu'on accuse communément de sorcellerie, parce que, passant des journées entières seuls et oisifs, à la garde des troupeaux, ils sont censés s'occuper de la connaissance des plantes médicinales et vénéneuses; aussi, les paysans ne les considèrent pas moins, lorsqu'ils commencent à vieillir, comme ayant des secrets pour les maladies des hommes et des animaux : de leur côté, les bergers finissent par croire posséder effectivement ce qu'on leur attribue, et commettent souvent de bonne foi ou par astuce des actes de méchanceté qu'ils ont ruminés dans leurs solitudes. Mais la plus grande disposition, dans les classes ignorantes (n'importe le culte auquel l'on appartient, car je suis informé dans le pays où je vis, qu'il y a autant et peut-être plus de sujets niais et superstitieux parmi les sujets protestans que parmi les catholiques), la plus grande disposition, dis-je, à la déception et à la confiance aux prestiges, se trouve dans le passage d'une vie très-active, à une vie sédentaire et désœuvrée, surtout lorsqu'on a acquis dans la première un certain bien-être, et la considération qui y est attachée : c'est ce qu'on voit parmi les anciens laboureurs, les anciens maçons, charpentiers, etc., les anciens marins, les anciens marchands, les militaires retirés, parmi lesquels nous voyons force gens soutenir aujourd'hui comme vrai, ce qu'ils avaient autrefois détruit comme faux, au grand détriment de la morale et de l'ordre social. L'homme qui exerce habituellement toutes ses facultés corporelles, et dont les sens, dans cette activité, ne sont jamais frappés que de réalités, a ses forces vitales uniformément disséminées et rendant à chaque instant dans la masse commune, par la transpiration insensible, tout ce qu'elles ont de trop ; ce qui cesse d'avoir lieu dans le repos : alors, elles se concentrent, se consument intérieurement en projets chimériques, en élaboration de vaines images : tels le chien fidèle et le cheval docile, s'ils sont trop long-temps abandonnés au repos et à l'oisiveté, ils ne tardent pas à devenir, le premier hargneux et le second rétif.

La réputation qu'on nous fait d'être sorcier dans un pays où l'on y croit, ainsi qu'aux revenans, et à d'autres préjugés semblables, peut être placée, comme je l'ai déjà insinué, parmi les plus puissantes causes prédisposantes à cet état de dégradation de la nature humaine : j'ai été à même, il y a dix-huit ans, d'observer un semblable commencement. Je me trouvais dans une bourgade de la France centrale, encore très-arriérée, où l'on me parlait très-sérieusement d'une famille de journaliers, composée du père, de la mère et de trois enfans, qu'on disait adonnés à la sorcellerie, et qu'on avait pour cela expulsés du bourg; j'allai les visiter avec mon épouse et leur porter quelques secours dont ils avaient grand besoin. Je rencontrai cette famille dans une hutte faite de branches d'arbres, établie dans un lieu aride et solitaire, dont personne n'osait approcher. Ils avaient déjà tous les traits décharnés et le regard sinistre, manquant de travail et de quoi satisfaire aux premiers besoins : le père ne manquait pas d'intelligence et raisonnait assez bien sur sa position; nous apprenant qu'un homme puissant du lieu (fourbe autant qu'ignorant), avait fait courir ce bruit sur leur compte, pour avoir révoqué en doute des choses absurdes et extravagantes qu'il débitait, dans son intérêt, et avouant que l'horreur qu'il s'apercevait bien qu'il inspirait le jetait dans le désespoir. Je retournai au bourg plaider sa cause auprès de ceux qui y avaient le plus d'influence : on ne pouvait accuser cette malheureuse famille d'aucun mal, d'aucun délit : « car, disait-on, on l'aurait mise en prison, mais il était certain qu'elle avait fait pacte avec le diable! » Envain représentai-je, qu'alors elle ne serait pas réduite en une si grande pauvreté, puisque le diable avait en son pouvoir tous les trésors, et que très-probablement ce pacte aurait plutôt été fait par ses accusateurs; je ne tardai pas à m'apercevoir qu'on commençait à me soupçonner aussi moi-même; car, dans de pareils pays, on est bientôt sorcier quand on n'agit pas comme les autres, et si l'on veut y vivre en paix, il faut vouloir et pouvoir partager les mêmes folies; l'on remarquera d'ailleurs que, quand l'on y est arrivé avec fort peu de raison, cette association ne donne pas beaucoup de peine !

Mais parmi toutes les causes que nous avons énumérées, il n'en est point d'aussi efficace que la misère des peuples, les déprédations, la tyrannie, les supplices et les vexations de tout genre, (dont les forts ont si souvent accablé les faibles), pour créer et multiplier les spectres et les fantômes, les devins et les magiciens, pour faire voir à travers la sombre lumière de la terreur, errer sur leurs tombeaux, les âmes encore menaçantes des tyrans. Ainsi, durant le premier siècle de la conquête de l'Angleterre par les Normands, ces prestiges devinrent extrêmement communs parmi les indigènes, dépouillés, véxés, torturés, humiliés de toutes les manières, quoiqu'il en soit fait très-peu mention avant cette époque désastreuse. Les premiers rois normands s'étaient réservé les forêts, et avaient fait un crime capital d'y aller chasser; or, disent les chroniques du temps, on les voyait journellement parcourues en tout sens par de grands hommes noirs, montés sur des chevaux noirs, et accompagnés de grands chiens noirs : ces spectres ne se contentaient pas de battre les bois, ils se promenaient dans les campagnes, et allaient assiéger les deux Guillaume et leur fils Henri Ier, jusque dans leur palais, les obligeant la nuit à se lever pour se mettre en défense; et les ombres des évêques et abbés normands qui avaient chassé de leurs siéges les Anglo-Saxons, faisaient toutes les nuits un bruit horrible autour des lieux où ils étaient enterrés [1]. Les ténèbres sont noires et de la couleur des idées des malheureux : aussi le diable est-il noir, ainsi que tous les fantômes qui composent sa cour, et qui choisissent le plus souvent la nuit pour apparaître aux êtres faibles et crédules, déjà préparés par l'absence de la lumière et des couleurs, dont ils attendent le retour avec anxiété.

ARTICLE VII.

Des moyens réparateurs et conservateurs de l'état normal de la nature humaine.

Déjà chaque lecteur, réfléchissant sur ce qui a été dit, aura pu en tirer les conséquences pratiques dont l'application aurait prévenu bien des maux, s'il eut jamais été donné à l'auguste vérité de détrôner le mensonge de l'ascendant qu'il exerce despotiquement sur la faible humanité : cependant, dans la possibilité de n'avoir pas été bien entendu, et pour pouvoir ensuite préciser en peu

---

[1] Voyez Aug. Thierry, *Histoire de la conquête de l'Angleterre par les Normands*, tom. II.

de mots nos moyens thérapeutiques, je vais réduire en quelques propositions les principales idées de ce mémoire, en sorte que ce qui suivra n'en sera qu'une rigoureuse déduction.

I. Les principes principians du corps des êtres organisés ne sont pas moins que ceux des corps inorganiques composés de molécules susceptibles, à différens degrés, de devenir fluides élastiques, et de quitter cet état pour reprendre celui de la fixité; mais, dans les corps vivans, les lois d'attraction et de répulsion auxquelles ces élémens obéissent, sont subordonnées à une loi temporaire d'affinité spéciale, sous l'empire de laquelle les premières sont plus ou moins totalement suspendues, constituant de là les trois états de santé, de maladie et de mort.

II. Les agrégats de ces molécules élémentaires constituent les organes, et les organes des systèmes qui exercent des fonctions; mais le moteur de ces organes est moins dans ce que nous voyons que dans ce que nous ne voyons pas, et tout porte à penser que ce moteur consiste dans la présence de ces mêmes fluides élastiques, sans cesse dégagés sous des conditions vitales, qui resteront toujours cachées à notre investigation, et pouvant s'accumuler sous l'expression de *sensibilité*, tantôt dans un lieu et tantôt dans un autre, animant outre mesure les fonctions de tels organes, et ralentissant celles de tels autres.

III. Indépendamment de cette composition, à laquelle sont attachées des propriétés diverses, suivant les différentes races d'animaux et de végétaux, il est évidemment entré dans les desseins du créateur et du régulateur suprême de toutes choses, que l'homme fût signalé par une intelligence impérissable, absolument étrangère aux diverses lois dont il vient d'être fait mention, dont un grand nombre de phénomènes produits et aperçus par l'universalité des humains attestent suffisamment l'existence. La raison, ou sens commun qui nous conduit à la connaissance des réalités, et nous fait voir le rapport des choses entre elles, ainsi que ce qu'elles ont de juste et d'injuste, est le premier attribut de cette part du *moi* humain, dont l'influence est encore immense sur tout ce qui n'est pas *elle*.

IV. Ainsi l'homme est sans cesse entraîné par deux forces; celle des corps avec lesquels il vit en commun, ou de la matière vivante, force nécessaire à son existence physique, et celle de son intelligence, nécessaire à son existence morale; dans la science de l'équilibre entre ces deux forces, se trouve placée toute la philosophie.

V. A part quelques lueurs qui appartiennent à son essence propre, l'intelligence ne forme sa raison que de ses communications avec le sens interne (le principe vital), lui-même modifié par les sens externes, et ceux-ci modifiés par l'action des objets environnans; donc, pour que la vérité parvienne à l'intelligence et que la raison se forme, il faut intégrité des images fournies du dehors, intégrité des sens externes, intégrité du sens interne, et l'attention.

VI. L'intelligence par elle-même ne saurait être malade; les fausses notions qu'elle a reçues sont ses maladies. Ces fausses notions peuvent être telles et en si grand nombre, qu'elles ne se rapportent jamais aux réalités du dehors de nous, et qu'elles occupent habituellement le

sens interne de volitions et autres mouvemens actifs,
qui le mettent hors de la dépendance des sens externes.
Ces fausses notions auront pu venir ou d'une altération
congéniale du sens interne, ou d'une altération acquise,
ou d'une perversion naturelle des milieux mandans et
des sens recevans, ou d'une perversion volontaire de la
part des maîtres chargés de transmettre les images, bases
des connaissances, par l'ouïe ou par la vue.

VII. Le sens intérieur est nécessairement assombri par
les gaz et vapeurs du canal digestif dans la polychélie,
et dans les maladies des différens viscères du bas-ventre,
témoins les idées noires des hypocondriaques, par lesquelles tout le naturel des choses est interverti; il ne
l'est pas moins par l'exaltation de vie de quelque organe,
dont il est comme tout entier occupé, et dont il com-
munique le *chromatique* à toutes les images offertes à
l'intelligence.

VIII. A son tour, l'intelligence, long-temps occupée
d'idées fausses transmises par les sens, leur associe toutes
celles qui lui sont ensuite transmises, qui ont le plus de
vérité, et réagissant sur les sens externe et interne, y
porte le trouble et le chaos; pour me servir des expres-
sions du philosophe de Kœnigsberg, l'homme cesse d'être
objectif, et est devenu entièrement *subjectif*; les facultés corporelles sont même oubliées, et les principales
fonctions négligées ; l'ordre de l'univers, l'admirable
éclat des cieux, le riant spectacle de la verdure, la beauté
même aux lèvres riantes, ne sont plus entrevues; et ces
victimes de l'abstraction sont d'autant plus malheureuses
et font un effet d'autant plus funeste sur ceux qui les

écoutent, que, capables d'une logique serrée, ils font servir une première lueur de vérité à ourdir avec leurs fausses idées une chaîne interminable de fables et de mensonges.

Quel que soit le mérite de l'hypothèse psycologique, à laquelle nous avons dû avoir recours dans ces propositions et dans le cours de ce mémoire, il n'en est pas moins vrai, à mon avis, qu'elle est, plus que toute autre, d'une heureuse application à la raison pratique; ainsi, 1° puisque les fluides élastiques ont une si grande part à la constitution de notre existence, c'est un motif de plus, ajouté à celui de la respiration et de l'hématose, pour nous engager à nous procurer une atmosphère la plus pure possible; que dis-je, ce n'est point là une condition exigible uniquement pour la santé du corps, elle l'est aussi pour celle de l'esprit. Il est assez connu en Angleterre, que c'est durant le sombre règne des vents d'est et du sud-est que les malades du *spleen* sont le plus tourmentés de l'ennui de la vie, et qu'il se commet le plus de suicides, observation au surplus qu'on peut faire partout ailleurs; il ne manquerait pas d'exemples propres à faire toucher au doigt que le mauvais air rend le sentiment obtus et obstrue les voies de communication entre les sens externes et l'intelligence, lors même que la supériorité des habitans des montagnes et des lieux secs et élevés sur ceux des vallées et des plaines humides ou marécageuses, en génie et en courage, n'en serait pas une preuve journalière.

2° L'empêchement qu'éprouvent les facultés intellectuelles dans leur exercice régulier, durant certaines maladies, démontre assez combien la médecine, arrivée à propos pour sonder la cause du mal, peut souvent mettre fin à des phénomènes qui passent pour miraculeux, et c'est ce que les vermifuges ont très-souvent opéré; c'est ce que n'opérera pas moins la satisfaction de certains besoins impérieux, dont les organes, qui en sont le siége, troublent sans cesse par leurs irradiations, ou plutôt par les fluides élastiques qui en émanent, l'état normal du sens interne, lequel réagit à son tour sur ces organes, produisant en nous l'effet d'une mer agitée. Du reste, ce que nous avons dit à la fin de notre premier mémoire du régime diététique et des médicamens à opposer aux maladies qui en font le sujet, convient également à celui-ci. Des alimens d'une bonne qualité, et l'usage modéré d'un vin généreux, propre à dilater le cœur, et à ramener l'homme abstrait et atrabilaire vers la compagnie de ses semblables, conviennent d'autant mieux que c'est par le jeûne forcé ou volontaire, par la solitude et les macérations, qu'on est conduit aux visions et aux extases qui dégénèrent tôt ou tard en délire complet.

3° Le ciel, la terre, les mers sont faits pour nous : l'étude des animaux qui les habitent, des minéraux qui font la croûte de notre globe, des plantes qui la recouvrent, double et triple notre existence ! Malheur à qui ne sait pas les admirer ! L'espace est ouvert devant nous, afin que nous le parcourions; nous naissons, nous vivons en société, afin que nous concourions à son bien-être ! Tout nous prouve donc que notre vie doit être autant et peut-être plus objective que subjective. Mais une raison de plus nous ordonne le mouvement, c'est pour

nous maintenir en santé, ne pas devenir fous, et revenir
à la sagesse quand nous avons perdu la raison. En effet,
par le mouvement et l'exercice de nos membres, toutes
ces concentrations vicieuses de sensibilité et de fluides
élastiques, sont résoutes, leur excédant se dissipe par la
transpiration et l'équilibre des forces se rétablit. L'homme
qui travaille oublie pendant ce temps là les idées qui le
dominaient, et si ceux qui le dirigent savent profiter de
cette interruption, ils parviendront immanquablement,
avec de la sagacité et de la patience, à faire naître d'autres idées; les travaux des champs sont ceux qui conviennent le plus, parce qu'ils sont très-variés, qu'on en
voit chaque jour les résultats, et qu'on peut y joindre,
au besoin, la théorie à la pratique. C'est en les appelant
au secours de l'art qu'on a pu avoir quelques succès dans
le traitement de l'aliénation mentale, et vraisemblablement échouera-t-on toujours, tant qu'on s'obstinera à
tenir les fous renfermés. Les voyages ne sont pas moins,
sous le rapport de l'exercice et de la distraction, d'ex-
cellens moyens pour préserver de la tendance aux abstractions. Ces choses sont généralement connues, et il
ne peut plus être ignoré aujourd'hui, que lorsque cette
tendance se manifeste d'une manière très-sensible chez
un jeune sujet, il faut, pour qu'il ne s'égare pas, entre-
mêler ses études de voyages et d'exercices corporels [1].

---

[1] Si le sentiment du beau était universel, ce que nous venons de dire ici exercerait une influence marquée sur tous les
hommes; mais nous convenons à regret que ce sentiment est
très-relatif, et que la plupart du temps nous n'établissons des

Mais la sociabilité qui est une des propriétés de l'homme, exige une vie active, et cette activité naît du concours bien entendu des forces intellectuelles et des forces matérielles : toutefois l'homme physique tend toujours à l'emporter, et la tâche des moralistes a toujours été que

---

règles que d'après nos propres sensations ou notre manière de voir. Dans le beau moral, par exemple, la vertu est certainement pour l'homme de bien le beau par excellence; et toutefois, pour des hommes corrompus ou nourris dans le vice, une intrigue, une perfidie, un projet coupable, sont ce qu'il y a de plus beau et n'acquièrent de la laideur que quand ils ne réussissent pas. Les beaux arts (la peinture, la sculpture, l'architecture, la musique, l'éloquence et la poésie) ont, à juste titre, mérité le nom de beaux par ceux qui les cultivent et par tous les hommes de goût; et toutefois, il faut, pour les apprécier, des sens bien organisés, éduqués, un intermédiaire entièrement lucide, et une intelligence non préoccupée, capable de les juger. Sans ces conditions, ils ne feront pas plus d'effet sur le sujet devant lequel ils se présentent, qu'ils n'en font sur les animaux. Ces réflexions ne s'appliquent pas moins à l'influence que devrait exercer sur tous les spectateurs indistinctement le panorama de l'univers, avec d'autant plus de raison que le grand air, la lumière solaire, des sites variés et une riche végétation, produisent un sentiment de bien-être général, et que le beau, qui est en même-temps bon, est le plus généralement beau; nous voyons, en effet, que ceux qui se livrent habituellement aux travaux des champs, sont aussi ceux qui jouissent de la meilleure santé du corps et de l'esprit. Cependant, je connais des dames accoutumées au culte des salons, pour qui le séjour à la campagne est insuppor-

le premier ne subjuguât pas le second, et réciproquement; tâche bien difficile pour laquelle ce n'a pas été
de trop d'appeler la religion à leur aide! Heureux les
hommes qui se sont contentés d'obéir aux lois positives
établies à cet égard dès le commencement, sans entrer
dans le labyrinthe des spéculations qui ont fait jaillir tant
de maux de ce qui est en soi la source la plus pure, la
plus intarissable de tous les biens, et nous avons vu que
c'est de tant de disputes frivoles, de tant de controverses
sur des mots et des idées sur lesquels on ne s'entendra
jamais, que sont nées les maladies rappelées dans ce mémoire, ce qui seul doit suffire pour les éviter à l'avenir.

---

table; des hommes dits de la bonne société, qui ne com-
prennent rien au plaisir qu'on y éprouve; et j'ai vu plus d'une
fois des individus préoccupés d'une idée fixe, d'un projet ou
d'une passion, être au milieu d'un bosquet qu'entourait le
plus beau paysage, absolument comme si tout cela n'existait
pas pour eux. J'avais pensé autrefois que l'air de la campagne
et la mélodie devaient avoir un heureux effet sur les aliénés,
et j'ai visité depuis lors des maisons de ce genre, dans les
plus beaux sites, où j'ai vu avec douleur des maniaques et
des mélancoliques qui y séjournaient depuis long-temps, placés devant le spectacle magnifique de la mer, accompagné
d'accidens divers, et des modulations les plus harmonieuses
produites par le son d'instrumens choisis, immobiles comme
des statues qui n'entendent et ne voient rien : d'où j'ai conclu
derechef qu'il ne suffit pas d'avoir des sens, mais qu'il faut
encore de l'attention; et qu'il ne suffit pas de voir et d'écrire
ce qu'il y a de mieux, mais qu'il faut encore, pour la réussite,
être favorisé par les circonstances. Cependant le spectacle

14*

Mais l'on ne doit jamais oublier qu'il est de notre nature d'aimer le merveilleux et de donner la préférence
à tout ce qui dépasse notre raison, à tout ce qui est fic-
tion plutôt que réalité; et il ne serait pas inutile, au lieu
de nous lancer dans de nouvelles chimères, de nous faire
sentir toute notre impuissance par un résumé bien fait de
tous les efforts qui ont été tentés pour parvenir à la connaissance des causes premières; résumé qu'on graverait
dans notre esprit à l'entrée de la classe dite de *philosophie*. Sans recourir à de nouveaux livres inutilement ver-
beux et prolixes, cette histoire de nos rêves et de nos

---

d'une belle nature, le séjour à la campagne, et les travaux
des champs, n'en sont pas moins le plus souvent utiles, étant
habilement maniés : il faut seulement avoir toujours à la pensée
que l'habitude et la jouissance détruisent tout le charme des
choses que nous avions le plus ardemment désirées; et que
la monotonie est presque un état de mort pour notre système
sensitif: il faut appliquer à ce sujet l'observation que nous
faisons journellement, savoir : que les artisans et la plupart
des habitans des villes trouvent beaucoup plus de charmes à
la campagne, où ils ne vont que le dimanche, que les paysans
qui l'habitent toujours, et qui sont étonnés du prix qu'attachent leurs nouveaux hôtes à mille accidens dont ils ne font
aucun cas : il faut donc ne pas toujours faire la même chose,
savoir alterner la lumière avec les ténèbres, les peines et les
fatigues de la ville avec les travaux des champs, c'est-à-dire,
faire encore ici l'application de la méthode métasyncritique,
dont j'ai parlé dans mon premier mémoire, sans pourtant
jamais se flatter, avec tout notre esprit, de ne pas rencontrer
des incurables.

erreurs se trouve tout entière renfermée dans le savant et éloquent discours que l'auteur du voyage du jeune Anacharsis fait tenir à son sage voyageur dans la bibliothèque d'Euclide, par Callias, grand-prêtre de Cérès, et qui forme le trentième chapitre de l'ouvrage : l'on y voit en même temps à combien de déceptions l'on se trouve exposé en voulant recommencer, d'où l'on en vient à conclure qu'au lieu de faire de ces problêmes insolubles le sujet d'un enseignement public, cet enseignement devrait ensuite se borner à la simple exposition de l'art de raisonner juste, appliqué à la morale en action, et à la formation de ce que l'on est convenu d'appeler *goût*, en ce qui concerne les beaux arts [1].

---

[1] Je ne puis m'empêcher de consigner ici que ce premier tiers du dix-neuvième siècle est surtout remarquable par la lutte de deux sectes bien opposées, celle des prétendus philosophes, publicistes, jurisconsultes et autres, même moralistes, qui ne séparent pas l'honnête de l'utile, et que je nommerai *utilistes*; et celle d'autres philosophes qui, s'efforçant d'opposer au pouvoir des sens les œuvres de l'intelligence pure, tendent à placer l'homme dans un autre monde et à l'isoler de tous ses intérêts matériels : c'est la secte des *métaphysiciens*. Entre ces deux en est une troisième, celle des hommes sans couleur fixe, qui est tantôt de l'une et tantôt de l'autre, suivant l'opinion des gens en place dont ils briguent la faveur pour profiter de tous les côtés. Les deux extrêmes sont également dangereux, car l'un attaque le cœur et l'autre l'esprit : je me réserve de signaler, dans un ouvrage que je suis près de terminer, intitulé : *Thérapeutique sociale, ou du principe vital des sociétes humaines*, le précipice où va

Ne me pardonnera-t-on pas mon indignation de voir, dans le pays que j'habite, peuplé de cultes divers, plusieurs individus des classes inférieures, qui se sont dispensés de tout devoir religieux, et de toute règle de conduite, confians en la puissance du diable et des sortiléges, vendre les uns, à très-haut prix des sorts par les cartes, des charmes et des enchantemens, pour faire acquérir des richesses, gagner à la loterie, pour prévenir et guérir les maladies, tant des hommes que des animaux; les autres, se priver du nécessaire pour se les procurer,

---

nous jeter la secte de plus en plus nombreuse des *utilistes*, pour ne m'occuper ici que de celle des *métaphysiciens* qui, du pas qu'elle y va, et si elle avait autant de pouvoir de persuader que la première, ramenerait bientôt toutes les croyances au panthéisme, et par conséquent ferait renaître toutes les superstitions. Or, ce serait bien ici le cas de donner une attention plus soignée à l'enseignement public de ce qu'on nomme vaguement cours de *philosophie*. Parvenue insensiblement à ce cours, la tête hérissée de grec et de latin, de vers et de morceaux d'éloquence, de doctrines et de suppositions contradictoires, au lieu de nouvelles rêveries, la jeunesse ne devrait y trouver, après la connaissance de ses devoirs envers Dieu et envers les hommes, que l'art de démêler et de rectifier aussi bien les erreurs de l'expérience, que les écarts de l'imagination; elle ne devrait y entendre que des vérités déduites principalement de l'observation des besoins de l'homme, autorité dont l'origine est aussi ancienne que lui, la seule qui ne trompe pas, et qui ne prescrive jamais; mais hélas! elle ne fait que passer du champ des féeries dans le pays des ombres!

et persister tous également dans la même croyance au malin esprit, nonobstant qu'après les plus épouvantables conjurations, ils n'en aient rien obtenu! Chrétiens, juifs, musulmans, sectateurs de Brahma, idolâtres, le monde entier est infecté de la même peste; en cela seul tous les peuples sont d'accord, tandis qu'ils diffèrent en croyances sur le Dieu de bonté! Pourquoi retombez-vous toujours dans les mêmes fautes qui vous font punir, demandé-je à des écoliers? C'est vrai, monsieur, mais un démon qui me tente sans cesse me porte malgré moi vers le mal, quoique je voie le bon côté, et j'ai beau penser!.... J'écarte toute idée d'intérêt personnel de la part de ceux qui ont enseigné ces doctrines, et j'admets qu'on a continué à les employer pour servir de frein à la méchanceté humaine; mais les hommes ne sauraient-ils être contenus que par la peur, et l'exemple d'un Dieu de bonté et de miséricorde, les bienfaits de la divine Providence qui s'étendent sur tous les êtres indistinctement, la satisfaction qu'on ressent après avoir fait le bien, et la sensation moëlleuse comme le zéphir du printemps dans laquelle passent leurs jours ceux qui n'ont eu pour règle que ces belles maximes, *faites à autrui*, etc., seraient-ils donc sans efficacité? C'est ce qu'on n'a pas encore éprouvé; tandis que la terreur et la peur ont fait tout le contraire de ce qu'on attendait, et que ces moyens ont perpétué les délits et les crimes! Serait-il téméraire, pourrait-on me blâmer d'émettre le vœu qu'on ne présentât plus aux enfans les esprits fantastiques des livres et des traditions, que comme des figures; qu'on leur persuadât que les vrais diables du monde que nous habitons, sont nos vices et nos mauvais penchans, nos passions déréglées, notre cupidité insatiable; et qu'on dirigeât de bonne heure l'amour de soi, vers l'amour de la justice et l'amour du prochain; ce qui suppose une toute autre éducation que celle qui est usitée; une éducation fondée sur de bons exemples pratiques donnés par ceux qui en sont chargés, plutôt que par des préceptes et par des livres; mais cette réforme mettrait ceux qui font métier de l'éducation à de trop rudes épreuves, et ils trouveront toujours plus court et plus expéditif, du moins dans certains pays, de gouverner par la peur.

Le merveilleux dont nous disons que nous sommes si avides, a d'autant plus d'attraits et de puissance, qu'on s'est moins attaché à fortifier notre raison, à nous faire distinguer ce qui est possible d'avec ce qui ne l'est pas, et à nous expliquer la cause des phénomènes naturels les plus frappans. A cet égard, je ne saurais assez donner d'éloges à l'esprit qui a suscité à Paris l'institution de la société pour l'instruction élémentaire, et la publication sous ses auspices, d'une bibliothèque d'instruction populaire, dont chaque petit livre qui la compose est à un très-bas prix, et parmi lesquels je distingue avec plaisir, comme en ayant pris connaissance: *Maître Pierre*, ou entretiens sur la physique, *Minéralogie populaire*, *Explication morale des proverbes populaires français*, *Simon de Nantua*, ou *le Marchand forain*. Il n'a échappé à personne qu'il n'y a d'esprits follets, de vampires, de sorciers et de revenans, que là où l'on y croit, et que l'on n'y croit que là où règne le plus d'ignorance;

ignorance et crédulité qui s'accompagnent, répéterons nous encore, d'un plus grand nombre de crimes; mais, ce qu'on ne dit pas assez, ce que je ne vois pas qu'en soient bien pénétrés ceux qui sont à la tête de l'instruction élémentaire, c'est que cette instruction ne saurait consister à apprendre à lire, écrire et chiffrer aux classes inférieures; car ce n'est là qu'une opération mécanique qui ne forme ni l'esprit, ni le cœur : il s'en faut même de beaucoup qu'on ait atteint ce but dans les diverses contrées de l'Europe, où l'on a regardé l'étude des mathématiques comme la plus convenable pour y répandre les lumières; et comme le remarque M. Jules Klaproth, d'après Schlœtzer [1], en parlant du mode d'instruction des Russes : «jamais aucun peuple n'a été tiré de la barbarie par l'étude des mathématiques.» C'est en mettant de bonne heure dans les mains des enfans, proportionnellement à leur âge, les livres élémentaires dont je parle, et autres analogues, en les leur faisant entrer dans la mémoire, d'après la méthode de Lancaster, et en leur en donnant des explications familières, que leur cœur se formera à la vertu, aux habitudes d'ordre et de travail, et que leur esprit sera préparé à fermer tout accès aux vaines terreurs, aux croyances superstitieuses, comme aux spéculations et aux nouveautés par lesquelles on a si souvent fait le malheur de la multitude.

L'on ne parviendra, sans doute, jamais à empêcher les femmes de maîtriser les petits enfans par le moyen de contes plus ou moins ridicules; mais du moins les

---

[1] *Voyage au Mont-Caucase*, tom. 1er, pag. 41.

traces plus ou moins profondes qui en restent gravées seront-elles effacées quand ils iront à l'école et qu'ils y puiseront l'instruction élémentaire que je viens de recommander; d'ailleurs, il n'y a aucune raison pour que cette instruction ne soit pas commune aux filles comme aux garçons, puisque la mère de famille n'a pas moins besoin que le père de se prémunir contre les attaques du mensonge et de l'erreur; probablement alors, les romans, qui se distinguent par le terrible et le surnaturel, seraient-ils moins recherchés, et les femmes se livreraient-elles à des lectures plus profitables; par là préviendrait-on le retour des maux que nous avons déplorés, et arriverions-nous à l'accomplissement du plus rationel des vœux qu'on puisse former pour les deux sexes, savoir: *Mens sana in corpore sano*[1].

ARTICLE VIII.

Réponse à quelques objections, et conclusion.

En terminant cette esquisse, je dois répondre à quelques objections que je me suis faites à moi-même, et à celles que peuvent me faire ceux dont la manière de voir

---

[1] Les enfans des pauvres, des ouvriers et des artisans sont abandonnés toute la journée dans les rues, ou livrés à de vieilles femmes qui occupent leur attention par des contes

est très-différente de la mienne. J'ai admis, comme composant l'homme, sujet de nos études, trois êtres distincts : des *organes* soumis à nos sens, remplissant des fonctions tant qu'ils sont vivans, et susceptibles d'être dans les deux états de santé et de maladie, une *substance intelligente*, distincte des organes et reconnaissable par des phénomènes normaux et anormaux que ne peuvent produire les organes ; enfin, un principe vital, un *pneuma*, qui anime les organes et qui sert d'intermédiaire entre le monde extérieur et nos organes, entre ceux-ci et l'être intelligent, et j'ai fourni, soit dans l'introduction, soit dans le corps de l'ouvrage, les raisons de cette construction.

L'intégrité et l'union intégrale des organes et du principe qui les anime, sont évidemment nécessaires pour la

---

absurdes ; et c'est là que commencent à prendre racine les vices, la gourmandise, la malpropreté et la superstition. Or, il serait à désirer qu'il s'établit en France, par association, comme cela commence à avoir lieu en Angleterre et à Genève, des écoles de petits enfans, de trois à six ans, où, sans y rencontrer cette contrainte rude et uniforme, cette pédagogie qui ne connait que les punitions, et qui fait haïr les maîtres et les écoles, l'enfance, encouragée dans sa gaîté naïve et ses innocentes joies, y puisât, avec le bonheur (car c'est en rendant les enfans heureux qu'on les rend bons), des affections douces et bienveillantes, l'habitude du devoir et de la reconnaissance religieuse, le goût de la vertu et de ce qui est vrai et utile. L'on sait que les premières impressions règlent ensuite toute la vie.

conservation de la vie de l'homme; on n'a jamais vu un décapité donner, même immédiatement après, des signes qu'il est encore animé; le *moi* qui paraît être concentré dans la tête, n'existe plus; et l'anéantissement ne succède pas moins, quoique un peu plus tard, à la perte ou à l'enlèvement de l'un des principaux viscères : au contraire, cette union intime et continue du principe vital avec les organes, chez plusieurs animaux, paraîtrait être moins absolue, et la chaîne semblerait être ici composée d'anneaux jusqu'à un certain point indépendans, ce qui devient d'autant plus sensible à mesure qu'on descend l'échelle, et qu'on s'approche des végétaux. Le corps du poulet à qui l'on vient de couper la tête, fait encore plusieurs bonds dans nos cuisines et ne s'arrête que quand le sang est figé; chaque tronçon du reptile qu'on vient de mettre en morceaux, continue à se mouvoir, et la tête de la vipère, qu'on a séparée du tronc, cherche encore à mordre le corps qui s'en approche. Cette tenacité de vie n'est pas moins remarquable dans les poissons : indépendamment de ce qu'en connaissent tous les pêcheurs, nous lisons dans le *Voyage des découvertes aux terres Australes*, fait par Péron, et continué par M. Louis Freycinet, «que, dans la traversée de Timor, au cap sud de la terre de Diémen, un requin de plus de trois mètres de long, auquel on avait coupé la tête et arraché les viscères, avait été laissé sur le pont, dans un état de mort apparente, et qu'au bout de dix minutes, lorsqu'on se disposait à le laver, et qu'on le tirait par la queue vers l'avant du vaisseau, il se mit à faire des efforts si violens, que plusieurs personnes en furent presque renversées; qu'une autre fois, durant la traversée d'Europe à l'Ile-de-France, un requin éventré et complétement privé de tous ses viscères depuis plus de deux heures, fit plusieurs bonds sur le navire, au moment où un matelot entamait sa queue avec un couteau pour la couper, et qu'il fallût recourir à une hache, pour faire cette amputation. » Plus bas, nous voyons les polypes, et même des limaces et des tortues, non-seulement conserver la vie, après des amputations et des divisions, mais encore reproduire de nouveaux êtres semblables à ceux qu'ils avaient perdus; en sorte qu'il est évident qu'avec des organes démontrés identiques par l'anatomie comparée, le mode de la vie est différent dans l'homme et dans les animaux, et que chez ce premier l'intégrité absolue des organes et de la chaîne vitale est d'une bien plus haute conséquence; tandis que d'une autre part ces considérations prouvent derechef, que la vie ne tient pas entièrement à la présence des organes.

Je suppose que le lecteur m'aura bien compris, non-obstant que le langage de cet écrit soit un peu différent de celui usité de nos jours dans les livres de médecine, et surtout dans ces petits *abrège-métier*, appelés *Manuels*. Je suis loin de vouloir détourner les commençans de l'étude de l'anatomie, toujours nécessaire, et principalement indispensable dans l'exercice de cette branche de la thérapeutique, connue sous le nom de chirurgie : je veux même, tout au contraire, faire découvrir les fondemens de la doctrine que j'expose ici, dans nos amphithéâtres, où les œuvres de la mort protestent de tous côtés de leur insuffisance à nous apprendre ce que c'est que la vie! En effet, supposons-y rassemblés les restes inanimés d'un grand nombre de sujets de différens pays, du même âge, ayant succombé sous le poids d'une cause commune, les uns en parcourant les régions chaudes et marécageuses de l'Afrique, les autres dans un hôpital où une affreuse contagion fait tomber de nombreuses victimes, les autres dans des souterrains remplis de gaz délétères, etc., et n'ayant cessé de vivre que dans des intervalles très-inégaux. Supposons en même temps (ce qui arrive tous les jours, et de nécessité, puisque sans cela nous ne pourrions rien savoir de ces accidens), supposons en face de ces restes des compagnons de ceux dont ils avaient partagé les infortunes, en échappant pourtant aux effets de ce danger commun, et qui sont venus les voir encore pour la dernière fois. « Eh quoi! ne s'écrieront-ils pas, n'étaient-ils pas conformés comme nous, n'avaient-ils pas de la force et une santé robuste, quand nous sommes nous maigres et fluets; y avait-il quelque différence dans les fonctions de nos organes respectifs; et pourquoi tels et tels sont-ils morts à des distances les uns des autres; pourquoi sommes-nous pleins de vie, tandis que nos compagnons qui sont ici inanimés valaient, en apparence, autant que nous? Il faut donc quelque chose de plus pour vivre, que des poumons, un cœur, un estomac, un cerveau, des nerfs! » J'ajouterai à ces réflexions faites par le simple bon sens (et qui peuvent s'appliquer aux questions médico-légales de survie) quand il n'est pas prévenu, que de quelques centaines de lapins et d'oiseaux sacrifiés dans mes cours publics, pour des expériences sur la submersion, la suffocation et l'empoisonnement, il a été rare qu'ils périssent tous dans le même espace de temps, par le même agent, et que tous les ans il en est qui résistent à une cause de destruction, pour servir ensuite à d'autres expériences; en sorte qu'ils nous forcent à conclure pour un principe de vie, plus tenace chez les uns que chez les autres, et qui est la véritable force vitale; principe de l'*excitabilité* proposée par Brown, et que tout nous engage d'admettre comme une réalité. Je le conçois se formant, s'accroissant et conservant sa consistance par les mêmes substances qui nourrissent le corps, et se relevant lorsqu'il est affaissé, par les excitans, les cordiaux et les analeptiques, seuls secours avoués par l'expérience, à moins qu'il ne soit embarrassé par la pléthore ou la polychélie, seuls cas qui donnent place aux évacuans, et qui exigent, pour être reconnus, toute la sagacité d'un habile médecin.

Sous tous les rapports, je me crois exempt de tout reproche d'innovation, tandis que d'une autre part je pense, et je penserai toujours avoir rendu un vrai service aux observateurs de la nature, aux médecins hippocratiques, en leur facilitant, dans toutes les maladies, des explications pour tous les phénomènes qui les embarrassent : en effet, cette chaîne de communication établie entre tous les organes rend une raison suffisante de leurs sympathies, et des différens symptômes qui servent au diagnostic. Toutefois, me suis-je demandé, 1° si le principe que j'appelle *vital* à précédé l'organisation, ou s'il est né et s'est accru avec elle, s'il se conserve, s'il se renouvelle et se perd avec ce que nous voyons des solides et des fluides qui constituent les organes ; 2° ce qu'il a de commun avec leurs altérations qui forment les maladies, et comment il peut être atteint par nos moyens thérapeutiques ? Convaincu, depuis que j'ai appris à lier les faits par le raisonnement, de la nécessité de ce principe, je n'ai pas eu de peine à me répondre, quant à la première objection : que, de même que par une loi de la création, les fluides élastiques paraissent avoir une grande part à la formation et à la nutrition des êtres vivans tant du monde visible que du monde microscopique, qui sont procréés sans matrices ; de même en doit-il être de la génération et de l'accroissement des êtres qui se forment dans des matrices, ce qui se continue pendant la durée de leur existence ; qu'il n'est pas moins probable que dès l'instant de la formation des premiers rudimens d'organes, et successivement, il émane de chacun d'eux, et spécialement, dans les animaux parfaits, des organes que nous appelons *nerfs,* leur portion de fluides qui concourt à la composition de la chaîne vitale qui les fait communiquer les uns aux autres, et qui, étant interrompue par l'ablation ou la destruction d'un organe, donne lieu à la cessation du mode actuel d'existence. Cela posé, il reste facile de répondre à la seconde objection ; car, si le *pneuma,* ou le principe vital, est le produit d'une sorte de sécrétion de chaque organe, il participera lui-même aux altérations de cet organe, et en se dirigeant sur ce dernier, la thérapeutique ne s'adressera pas moins au principe vital.

Il est peut-être hors de propos de faire entrer dans un livre de médecine les hautes considérations des naturalistes de nos jours; mais tous les faits se liant entre eux, je n'ai pas dû craindre, pour mieux familiariser le lecteur avec mes idées sur les principes des corps, de fixer son attention sur les points suivans : 1° sur ces îles nouvelles, sur ces bancs de corail, sur ces rochers madréporiques, si multipliés dans les divers Océans, qui s'élèvent insensiblement du sein des eaux, dont ils ont déplacé la masse, sans qu'on puisse assigner aux animaux qui les ont produits, ni rudimens, ni nourriture solides; 2° de lui faire embrasser par ses regards les deux grandes divisions du règne végétal en plantes aérogènes et en plantes hydrophytes, ces dernières si bien décrites par MM. de Humboldt et Bompland, Lamouroux, Bory de Saint-Vincent, etc. ; on restera convaincu que plusieurs d'entre elles, parmi les premières, des centaines d'agames et de cryptogames; et parmi les secondes, les laminariées, fucacées, ulvariées, et autres hydrophytes qui croissent à plusieurs centaines de pieds au fond des eaux, doivent leur origine à des fluides élastiques fixés et rendus solides par les lois sans cesse agissantes d'une certaine chimie vitale : plusieurs plantes aériennes, fixées sur des rochers stériles, vivent évidemment de l'air et de l'eau de l'atmosphère, qu'elles décomposent et dont elles s'approprient les élémens [1]. On

---

[1] Les plantes dites *aériennes* fournissent une preuve encore plus convaincante de la puissance nutritive des fluides élastiques. Linné en a décrit une sous le nom d'*epidendrum flos aeris*, et M. Loureiro nous en a fait connaître une autre dans les mémoires de l'Académie de Lisbonne (tom. II, pag. 83),

en peut dire autant de plusieurs insectes qui naissent, vivent et meurent dans les pierres; et quant aux hydrophytes, ils doivent aussi vraisemblablement leur existence soit à l'air contenu dans les masses d'eau, soit à l'absorption et à la décomposition de l'eau elle-même. Rien ne répugne à admettre, dans l'échelle des êtres vivans, avec M. Bory, cité ci-dessus, «qu'à partir du terme le plus simple et en s'élevant de degrés en degrés, suivant le mode de complication, il faudrait placer d'abord la matière muqueuse, pénétrée de globuline, au centre d'une sphère d'où rayonneraient les chaodinées, les ulvariées, les céraminaires, les confervées, autres sphères d'où rayonneraient à leur tour les lichens, les cryptogames, les naïades, ainsi de suite et toujours en s'élevant vers la phanérogamie.» Cet habile naturaliste attribue à ces causes la disparition d'une partie considérable de la masse des eaux, et il suppose que «tout périra à la fin par l'excès de la sécheresse.» Mais il n'y aura jamais excès de sécheresse; car les expériences faites sur des

---

qui croît dans la Cochinchine et dans une partie de la Chine, qui se trouve dans les bois, suspendue aux branches des arbres, à fleur jaune et odorante, et à racine composée de bulbes entrelacés. Lorsqu'on l'enlève et qu'on la suspend par une corde, ou de toute autre manière, elle continue à végéter, quoique lentement, et fleurit chaque automne : elle se multiplie en produisant chaque année de nouveaux filamens qui poussent des racines, se couvrent de feuilles, et, séparés de la plante-mère, continuent à végéter et à croître. (*Bibliothèque universelle,* juillet 1829; *physique,* page 247.)

branches vertes trempées dans des bocaux remplis d'eau, nous font voir qu'elles rendent autant qu'elles absorbent : les existences organiques ne font qu'obéir au jeu des combinaisons et des décompositions alternatives, en sorte que rien ne se perd, que tout est toujours plein, et dans les airs et dans les eaux, et ce cercle se maintiendra jusqu'à la fin des siècles.

Du reste, je ne prétends pas pouvoir tout expliquer, et je m'arrête là où ma raison ne voit plus que du vague; satisfait de ce que, soit qu'on adopte ou qu'on rejette le fil d'Ariane que j'ai cru utile d'introduire dans le labyrinthe de la zoologie, je ne remets pas du moins en problême ce qui était déjà reconnu comme certain, et que je ne causerai la perte d'aucun malade par l'essai de nouveaux systèmes; et ma conscience reste dès-lors en repos sur les suites de ce travail.

Mais je sens que je n'en suis pas quitte avec deux ordres d'écrivains se prétendant également philosophes : ceux qui veulent qu'on procède à l'étude de l'homme, d'après des principes *à priori*, et qu'on commence par l'observation intérieure, avant de se livrer à l'observation par les sens, doctrine saluée par un critique spirituel, mais par fois trop fougueux, du nom de *philosophie poétique;* et ceux d'un sens opposé, qui ne veulent que des organes, que l'observation par les sens; qui affirment «que le développement et le dépérissement des facultés intellectuelles s'opèrent chez l'enfant, l'adolescent, l'adulte et le vieillard, suivant que l'organisme se développe, s'accroît, se perfectionne et décroît; que la folie, comme toutes les maladies, n'est autre chose que

15 *

l'irritation portée jusqu'au dernier excès, et jusqu'à produire l'énervation ou la démence complète; que ce mobile, indépendant de toute substance animale, proclamé
par les idéologistes, au nom de la conscience, qui pense
et agit librement et primitivement, sans autre relation
avec les sens extérieurs que celle qu'un maître doit avoir
avec ses serviteurs; que la faculté, enfin, d'observer sa
pensée, ne sont qu'un phénomène d'*innervation cérébrale* qui nous distingue des animaux, et nous place à
leur tête; que si les entités de la vieille pathologie ne
sont que des abstractions insoutenables, à plus forte raison le sont-elles les entités de la psycologie, etc. [1] »

Or, les disciples de la première doctrine, dont deux
entre autres nous ont suffisamment fait connaître leur
espèce d'illuminisme, dans deux thèses soutenues par
devant cette faculté, ne manqueront pas de m'accuser
d'être resté trop étranger à leur monde intellectuel et de
m'être trop attaché à des rapports naturels, dont on
peut saisir les lois physiques, et qu'ils ont dédaigné d'é-
tudier; tandis que les promoteurs exclusifs de l'organisme
tourneront mon eclectisme en dérision, et placeront de
même mes principes dans le domaine de la philosophie
poétique. Je répondrai aux premiers, que c'est précisément leur mythologie, ou l'abus de leurs visions philosophiques et religieuses, que j'ai eu en vue de combattre,
et dont je m'étais proposé de rappeler les mauvais effets;
que la médecine, étant une profession active qui tire sa

---

[1] *De l'irritation et de la folie, etc.*, par J. V. Broussais,
Paris, 1828.

puissance de l'observation de tous les corps de la nature, aussi bien que de notre être intérieur, nous ne pouvons pas plus nous abstraire des uns que des autres, à moins de devenir des savans inertes et inutiles. Je répondrai aux seconds, qu'il est tellement vrai que la considération des organes ne suffit pas, que les étudians qu'on a habitués à cette doctrine, ne peuvent donner, dans les examens, aucune explication plausible des faits physiologiques dont ils dissertent, sont forcés d'avouer leur irrésolution ou leur scepticisme, d'où s'en suivent de toute nécessité des nautonniers sans boussole sur la mer orageuse des maladies ; et d'autant plus que l'irritation, par laquelle on cherche à expliquer tous les désordres de l'économie, n'en est qu'une des mille modifications, et par conséquent très-insuffisante pour comprendre l'éthiologie de toutes les maladies, et leur adapter un traitement convenable, ne fût-ce même que de celles dont il a été question à mon premier mémoire ; qu'enfin, c'est manquer de ce jugement qui résulte de la distinction et de la comparaison des faits entre eux, et de l'étude même de l'organisation que de se retrancher opiniâtrement vers une unité de forme ou de composition ; c'est plus, c'est enlever à la médecine toute sa dignité, et c'est la réduire à une simple branche de l'industrialisme ; c'est dessécher de plus en plus le cœur et l'esprit de ceux qui l'exercent ; c'est les priver à jamais de ces douces émotions, de ces sympathies, de ces espérances qui, ne fussent-elles que des illusions, formeraient encore la plus agréable récompense du véritable médecin.

FIN.

TABLE

DES ARTICLES CONTENUS DANS CET OUVRAGE.

DEUXIÈME PARTIE.

Recherches sur les causes et la formation de différens cas d'aberration et de perversion de la sensibilité, et sur les effets qui s'en sont suivis.

FIN DE LA TABLE.

www.ingramcontent.com/pod-product-compliance
Ingram Content Group UK Ltd.
Pitfield, Milton Keynes, MK11 3LW, UK
UKHW021857070726
13613UKWH00001B/194